沙盘中国之应用系列

沙盘师实践与成长 ————

体验式团体沙盘心理技术操作手册

SHAPANSHI SHIJIAN YU CHENGZHANG

TIYANSHI TUANTI SHAPAN XINLI JISHU CAOZUO SHOUCE

刘建新　于晶　著

化学工业出版社
·北京·

本书分为核心理念、热身与团队建设、摸沙操作、团体操作、个体操作与个案报告整理、培训和应用方案等六大部分内容，每一个部分的操作都是遵循由浅入深的递进方式，特别是"团体操作"部分，分为团体初期、团体中期、团体后期的操作。在进行团体沙盘操作中，我们可以根据受训人群设置培训目标，并根据培训目标来选择具体的操作。

　　体验式团体沙盘心理技术培训根据团体心理辅导、体验式教学、螺旋心理剧、积极心理学等理论，借助了认知、完形、叙事、行为、催眠、正念音乐等技术优势，特别是强调安全感的螺旋式建立模式。因此，应用此手册时，建议要遵循由浅入深的规律与原则，切不可超越来访者接受能力的随意应用。

　　本书最后有来自于一线沙盘师的部分操作程序可供参考，抛砖引玉。

图书在版编目（CIP）数据

沙盘师实践与成长：体验式团体沙盘心理技术操作手册/刘建新，于晶著． 一北京：化学工业出版社，2017.2（2024.1重印）
（沙盘中国之应用系列）
ISBN 978-7-122-28795-3

Ⅰ．①沙… Ⅱ．①刘…②于… Ⅲ．①精神疗法-技术培训-教材 Ⅳ．①R749.055

中国版本图书馆CIP数据核字（2016）第321387号

责任编辑：李彦玲　　　　　　　　　　　　　装帧设计：王晓宇
责任校对：宋　玮

出版发行：化学工业出版社（北京市东城区青年湖南街13号　邮政编码100011）
印　　装：北京虎彩文化传播有限公司
710mm×1000mm　1/16　印张10¾　字数183千字
2024年1月北京第1版第8次印刷

购书咨询：010-64518888　　　　　　　　　　售后服务：010-64518899
网　　址：http://www.cip.com.cn
凡购买本书，如有缺损质量问题，本社销售中心负责调换。

定　　价：42.00元

前言

　　沙盘游戏在中国的引入和发展，要感谢国际沙盘心理治疗协会（ISST）的前辈们，以及中国的申荷永教授、张日昇教授、魏广东教授等的努力，体验式团体沙盘心理技术发展到今天，是因为我们站在了这些巨人们的肩上。我们还特别感谢因喜欢沙盘而走进体验式团体沙盘心理技术培训中的那些学员们。在培训后，学员们不仅学会了以个体的方式进行沙盘工作，也更加了解和逐步掌握以团体、甚至以大团体的方式践行沙盘心理技术，掌握了"以游戏的心态积极、认真、用心参与，带着关爱的陪伴、守护、关照，耐心倾听、等待，默默欣赏，用心感受，必要时真诚分享"的沙盘心理技术工作过程，在此基础上进行沙盘心理技术的操作与应用，发挥沙盘心理技术真正的治愈功能，进而走入更多行业，使更多的人获益。

　　经过几年的努力，现在已有近6000多名学员分布在国内50多个地区，分别在教育系统、医疗和妇幼系统、公安司法系统、社区家庭等领域深入、广泛应用沙盘心理技术。我们在不断总结经验的基础上，把体验式团体沙盘心理技术培训中的操作部分分门别类地做一些归纳与整理，作为各应用领域内沙盘师们的实践参考。

　　在本书的编写过程中，特别感谢大连医科大学的曲云霞博士、大连大学的邹萍博士在体验式团体沙盘心理技术应用研究与发展方面所做的努力！感谢澳门城市大学胡杨博士把体验式团体沙盘心理技术在突发事件应激晤谈CISD中的策划设计及具体应用！也感谢沈绮云、王玲玲、杨莉、吴迪、孙冬怀、王舒娟、负丽媛、徐洁、樊嘉、李鑫蕾、艾骊、朱绒霞、鲁婧、陈永欣、郭丽芳、刘丽红、杨萍、戴琳、张丽娜、张立萍、张雨明等在各个领域的应用设计与实践。

我们希望通过本书的出版，为更多的沙盘师提供在各个领域应用体验式团体沙盘技术的实践经验，并通过我们进一步的专项研究与讨论，以期达成沙盘技术及技术应用流程的共识，为我们中国人的心理健康做出自己的一份努力，为沙盘在中国深入、广泛、持久应用而努力，为把中国特色的沙盘推向国际而耕耘！

真诚期待全国在各行各业注重实操与应用的沙盘师提供实践案例，共同把中国特色的沙盘推向世界做出我们的努力。案例报告收集：1228553133@qq.com。

刘建新
2016年11月

目录 CONTENTS

6 单元六 　　　　　　　　　　　　　　　Page

体验式团体沙盘心理技术培训和应用方案　　　060

目录 CONTENTS

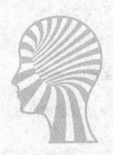

单元一

体验式团体沙盘心理技术的核心理念

Chapter 01

一、沙盘心理技术在中国的发展现状

沙盘心理技术进入中国20年，在华南师范大学申荷永教授、北京师范大学张日昇教授等人的努力下，沙盘心理技术在中国取得了如下成就。

（1）让更多的人知道了沙盘心理技术。现在一提起沙盘，人们基本上知道是一个心理工具，而不太会误认为是售楼的沙盘了。

（2）培养了一大批获得各种沙盘职业认证证书，从事沙盘心理技术的教学、研究、应用和服务的专业咨询师队伍。

（3）获得了可观的研究成果。近20年时间，越来越多的人以沙盘为媒介，进行各种专题研究；一大批硕士、博士在各类专业杂志发表论文和出版专业书籍；全国范围内的众多心理咨询和治疗专业团体都把沙盘心理技术作为不可或缺的理论和技能培训的内容。

（4）不管是理论研究、实践应用的深度和广度，以及国际影响等方面，我国的沙盘心理技术应用均在国家层面上开始全面超过日本。日本是卡尔夫在1985年创办国际沙盘游戏治疗学会（ISST）时的五个发起国家之一，河合隼雄把这一技法带回了日本，但目前中国对该技法的发展与应用已经远远超过日本。

（5）在我国，沙盘心理技术和沙盘设备已经普及到了各个领域，如教育系统、司法系统、医疗系统、公安监管系统、社区街道……很多单位都建起了沙盘室。

（6）各级政府、各个行业的支持。比如：有的机构积极颁发相关证书；电视台也有报导；教育管理部门、民政部门等的重视；很多商人们也开始从沙具等设备经营到技术推广逐步转型。

（7）少数民族的心理的干预也风声水起，少数民族地区也建立了一批以沙盘为主要工作的志愿者机构。

二、沙盘心理技术在中国的发展空间

20年来取得的成就为未来的发展提供更大的空间，我们还需从如下方面付出更多的努力。

（1）今后在教学和培训中，更需要在加强理论内容的同时，注意实操训练与临床应用的教学课时，使学习者在培训后能够应用沙盘进行相应的服务工作。

（2）就应用来说，在加强个人经验累积的同时，更需加强同行间的沟通和经验交流。

（3）需在某应用领域就某具体人群的沙盘心理技术应用（技术和技术流程等）达成共识，继而形成指导原则直至标准。

（4）把各个系统大量闲置沙盘设备（目前闲置率在95%以上）广泛、深入、持久地应用起来，让沙盘的治愈功能真正发挥效力。

（5）出台省、市级甚至全国的沙盘心理技术应用的相关指导原则和标准（操作、培训、考核等）。

（6）加强应用性研究，如生命全程沙盘心理技术概念——准夫妻、孕妇（准父母）、产后心理辅导、儿童心理健康、特殊儿童等；学校沙盘心理技术整体应用；公安、司法系统的应用研究等。

（7）心理异常人群占少数，而每个人其实都需要心理健康教育。因此，我们要理清培养什么样的沙盘师、如何培养以及为什么人群服务的问题。

（8）中国是多民族国家，对于各民族人民的心理干预更是国家安全与和谐的需要，因此，我们需要成立沙盘心理技术民族心理干预部门，对于民族沙盘更需要有专门的研究。

（9）需加强国际交流，让中国特色的沙盘心理技术理念、理论、培训和应用成果走向国际。

三、体验式团体沙盘心理技术培训的核心理念

我们在设计体验式团体沙盘心理技术过程中，以荣格的分析心理学、中国文化（特别是王阳明的心学）、卡尔夫的整合思想为主导思想，并结合团体心理辅导理论、体验式教学理论、螺旋心理剧等理论与技术，融合其他多项技术。在沙盘培训与实际应用中，须一直坚持如下理念。

1.基本之理念：只强调沙盘的治愈功能

沙盘心理技术的主要功能是治愈而不是评估诊断，这是理解和掌握沙盘心理技术功能的最基本点。而以没有常模、没有标准化的沙盘心理技术作为一项评估诊断工具，远不及那些有常模、标准化的、信效度高的心理量表更可信、更有效。体验式团体沙盘心理技术培训的首要特点就是突出强调其治愈功能，并把"不分析、不解释、不评价、不判断、重感受、重陪伴"的原则贯彻落实到沙盘心理技术培训和实践的每一个环节中，使学习者真正感受到沙盘心理技术的神奇的治愈效果，从而能准确地理解沙盘心理技术的治愈功能。简而言之，体验式团体沙盘心理技术只强调沙盘的治愈功能。

2."四不二重"之原则：提供了自由、安全与保护

体验式团体沙盘心理技术培训在强调"沙盘心理技术的主要功能是治愈而

不是评估诊断"的同时，把"不分析、不解释、不评价、不判断、重感受、重陪伴"（即"四不二重"）作为沙盘心理技术培训和实践的基本工作原则。"四不"为来访者提供了自由、安全与保护。同时，我们强调"二重"，更是强调了沙盘工作的实施过程为"以游戏的心态积极、认真、用心参与，带着关爱陪伴、守护、关照，耐心倾听和等待（静待花开），默默欣赏，用心感受，必要时的真诚分享"。

3.内求之方法：加强感受性

沙盘心理技术情境中呈现的无意识，是需要在实际的沙盘心理技术体验中去感受和理解的，因此，我们培训以结构式团体的方式进行，全程培训70%以上的时间是体验式操作，这种方式让学习者可以渐进式感受和理解无意识，体验无意识与意识的多层次沟通与对话。我们把沙盘心理技术情境中的"感受"界定为"情绪的感觉和体验、伴随的身体感觉（具体的部位、程度和性质），以及在此基础上脑海里出现的意象、画面、回忆、想法等"。并在体验中掌握沙盘心理技术的广义和狭义的工作程序，从而把培训过程中因体验而掌握到的沙盘心理技术操作程序应用到自己的工作实践中。

4.团体之凝聚：结构式团体成员相互成长

体验式团体沙盘心理技术培训是借助结构式团体小组的形式，重视在结构式团体框架下的沙盘心理技术体验。通过团体有规则的游戏，逐渐建立个体在沙盘心理技术团队里的安全感即建立团队安全模式。通过小组成员间的真诚分享，不仅能深刻体验自己在沙盘心理技术情境中的感觉，从而觉察自己、认识自己、接纳自己和表达自己，更能觉察、认识、理解别人和尊重、表达、接纳、包容别人，从而使小组内的每一个成员都能成长。

5."庄家"之设置：体验来访者的沙盘治愈过程

体验式沙盘心理技术培训中"轮流坐庄"的设置，使每个轮流坐庄的学员都会体验到做"庄家"时比其他学员拥有的、逐渐增加的、类似"来访者"的角色与权利。这种"轮流坐庄"的设计是缘于我们坚信"得过病的医生会成为更好的医生"！而在沙盘心理技术培训中，特别是对成长中的"沙盘心理师"来说，这种"沙盘师"和"来访者"之间角色的转换训练是非常重要和绝对必要的，目的是促进成长中的沙盘师从"分析、解释、评价、判断"工作态度的转变到"不分析、不解释、不评价、不判断、重感受、重陪伴"的态度；从向外求转变为向内寻。在团体沙盘心理技术中以来访者的身份去感受和体验，可以更好地感受并逐渐理解和掌握沙盘的"不分析、不解释、不评价、不判断、重感受、重陪伴"工作原则，以及所营造的"自由、安全、受保护空间"的意义，并逐渐理解和掌握"以游戏的心态积极、认真、用心参与，带着关爱陪伴、守护、关照，耐心倾听和等待（静待花开），默默欣赏，用心感受，必要时的真诚分享"的工作过程，真正树立起"沙盘心理技术重在其治愈功能而非评估诊断功能"的基本工作态度。

6. 人格公式之独特：贯穿始终促人格发展

任何和心理有关的治愈工作都需要心理工作者的主人格相对稳定，这是共情、共鸣的重要心理基础，更是保证来访者利益的最重要因素。对沙盘心理师来说尤其如此！而影响沙盘师人格稳定的最重要因素是次人格，亦即情结，特别是和金钱、性等有关的几个最重要的情结！因此沙盘心理师个人情结发现和处理得越多，就越能与来访者产生共鸣与共情，并起到较好的治愈效果！在体验式团体沙盘心理技术培训中的操作设置与培训后作业设置，旨在通过大量的操作体验及课后督导，陪伴和引导学员学会发现自己的情结，并处理自己的情结，这既可以掌握和提高与来访者共鸣与共情的能力，又逐渐成长为一个合格的沙盘师。我们坚信，经历了自己的"情结"（病痛）就是心理咨询师或沙盘师的财富，"得过病的医生会成为更好的医生"！

7. 重复之力量：注重课后的体验实践与督导

体验式团体沙盘心理技术培训的课上体验仅仅是沙盘师成长的开始，我们以"复杂的事情简单做，简单的事情重复做，重复的事情认真用心做"的理念设计了课后作业。通过在课下完成大量操作性体验，并接受督导，使学员更深刻地体会、感受沙盘工作的"不分析、不解释、不评价、不判断、重感受、重陪伴"的内涵及操作，从而提高为来访者营造一个自由安全的、受保护空间的能力。

体验式团体沙盘心理技术培训前热身与团队建设

"良好的开端是成功的一半"。一个体验式团体沙盘心理技术培训新团体往往需要通过破冰来打破学员之间的陌生感，为建立安全团队做准备。而已经经过体验式团体沙盘心理技术培训的沙盘师再组成团体进行进阶培训时，破冰的操作又有不同。破冰、组建团队可以为后续的体验式团体沙盘培训操作打下良好的基础。

一、与体验式团体沙盘心理技术培训有关的团体分类

团体的分类有很多，和体验式团体沙盘心理技术培训关系密切的分类有如下几种。

1.按有无计划、有无目标分类

结构式团体：指事先作了充分的计划和准备，安排有固定程序活动让成员来实施的团体。

非结构式团体：不安排固定活动，领导者的主要任务是催化、支持且多以非指导方式来进行活动的团体。

2.按成员背景或问题性质分类

同质团体：团体成员的年龄、性别、学历、生活经历、心理问题相似。

异质团体：成员自身条件、个人特质、遇到的问题差异大。

3.根据团体成员固定程度分类

开放式团体：成员不固定，加入或退出团体都尊重个人情况、需求、意愿。

封闭式团体：从第一次聚会到最后一次活动，成员固定不变，即团员不能中途加入和退出，至少是不能中途加入。

4.根据团体功能分类

成长性团体：如自我成长工作坊、成功心理训练、领袖才能拓展营等。

训练性团体：如沟通技巧、自我肯定、压力管理、亲子效能、家庭和谐等。

治疗性团体：如家庭治疗、哀伤治疗、中风病人、抗癌斗士等团体。

二、初学者体验式沙盘团体的破冰及团队建设方法

（一）材料准备

（1）舞台　为每一个小组的团队建设展示留有空间（空间不够时，培训师可考虑小组原地展示）。

（2）纸　准备与小组数量相等的8开（A3、A4也可以）彩色硬纸，或白纸。

（3）彩笔　准备一些彩色绘画笔，最好每个小组一盒，便于每个小组在团队建设时使用。

（4）胶棒（带）　为团队建设后的小组形象（那张纸）上墙展示。

（二）破冰与热身

破冰活动可以采用一些轻松的游戏，如"大风吹""可怜小猫"等活动进行热身，时间控制在15 ~ 20分钟以内。具体步骤如下。

（1）先进行一些团体小游戏打开僵局，建立初步团队融入感。

（2）再通过一些团体小游戏进行简单的身体接触。

（3）最后，视群体不同，可以进行一些让全身都动起来的团体舞蹈，如迪斯科，或是用《兔子舞》《向前冲》《小苹果》《今夜舞起来》等音乐配合进行大家喜闻乐见的团体舞蹈。

（三）团队建设

破冰热身后进行分组，再进行小组团队建设，使结构式小组进入初创期，增加小组成员的凝聚力。这是新团体能否顺利完成沙盘培训的重要环节。根据小组数量，团队建设时间大概需要30 ~ 60分钟（小组数量多，展示的时间就长）。

1.分组设置

分组的方法很多，一般采取随机分组，如万能分组、报数分组、水果分组、生日分组等。5 ~ 6人一组最合适，最多一般不超过每组7人。随机分组之后，根据现场情况，培训师再调配一下每个小组的男女比例。

随机分组会让不太熟悉的人通过学习感受团队的力量。但如果培训机构自己有安排（如企业中的一个团队），尊重培训机构分组意愿即可。

2.团队初创

要求每一个小组在20分钟内完成团队建设，建设内容包括：队名、队长、队秘、队员、队歌、队标、队号、队形。其中，每名队员都需作自我介绍，提供至少3 ~ 4个信息，如姓名、乳名（在原生家庭中的称呼）、工作单位、兴趣爱好等。

3.团队展示

每个小组均要按一定顺序到台前做小组团队建设成果展示，上述八项内容都要求展示，每组展示时间在5分钟以内。

（四）小组形象张贴

团队展示后，如果场地允许，请把每一个小组建设后的带有队名、LOGO等内容的团队形象张贴出来。

三、初有经验的沙盘师组建体验式沙盘心理技术新团体的团队建设

在有了10次以上的团体沙盘体验或个体沙盘工作经验后，再接受培训或新组成小组时，可以采取如下步骤进行分组与热身和团队建设。

（一）破冰、热身、分组

参看前文中二·（一）、二·（二）内容。

（二）满足愿望的活动

在分组之后，团队建设之前增加一个满足愿望的小组活动。

（1）每一个人到沙具架前拿4件沙具，这4件沙具能够代表自己个性特征或表达自己身份。

（2）用全部4件或至少其中1件沙具向小组内其他人介绍自己，来达到互相进一步认识的目的。

（3）在介绍之后，小组中每一个成员都要向组内至少2个成员各索要1件沙具。索要的过程要晓之以理、动之以情；被索要的成员，也看看这个沙具是否是自己最喜欢的，是否真心愿意给他人。被索要时可以选择同意，也可以选择拒绝。我们看谁在20分钟内索要到的沙具最多。

（4）索要沙具活动结束时，由主持人宣布，"索要到沙具多的成员，有优先被推选为队长的资格"。

（三）团队建设

参看以上二·（三）·2、二·（三）·3的内容。

（四）小组形象张贴

略。

四、较成熟的沙盘师组建体验式沙盘心理技术新团体的团队建设

有了一定的沙盘心理技术工作经验、基本建立起体验式团体沙盘心理技术

的工作态度之后，再组成团体并进行团队初建时，可以应用如破冰、热身及团队建设方法。

（一）身体感受性训练

1.感受性训练目标

（1）注意自己的身体感觉，并觉察这种身体感觉背后的情绪，以及引起这种情绪的"故事"（大脑当中可能会出现的画面、意象、回忆等）。

（2）放下面具，真正开拓和解放学习者的灵性自我，恢复其灵性本能，提高学习者欣赏和关注来访者的能力。

（3）逐步体会在沙盘心理技术工作中的共情与共鸣。

2.感受性训练操作

让学员围成圈，进行至少如下5项练习。

（1）韵律舞动练习　10～15分钟，由培训师（小组带领者）根据自己擅长的舞动方式，如街舞、健美操、广场舞、迪斯科或国标等，伴随相关的音乐进行带领。培训师要亲自带领学员们舞动起来，直到全部学员放下拘谨、身体放松。

（2）木偶练习　指导语（培训师边讲解、边示范，语速缓慢，"～"处尾音拉长）：

随着音乐响起，请大家围成圈，调整自己的呼吸，两脚分开、平行站立，全身放松，两手自然下垂，把自己想象成一个木偶。在站立或动作时，我们要特别关注自己身体的体验与感觉～什么部位、什么性质、什么程度的感觉。想象和感受一下：现在你就是一只木偶，你的四肢及头部只有被牵拉才能活动，你就是一只可以随时被拉动的木偶。

现在，你的头被你的师傅拉起来了～，你的一只胳膊也被拉起来了～，另一只胳膊也被拉起来了～。体会这种身体被牵动的感觉，你的两只胳膊都被提拉得很高很高。这时，一只胳膊被拉了拉～，一只腿也被拉了起来～。保持一会儿～。突然，一个胳膊的线掉了，这个胳膊一段段往下还原到自然位置～，另一只手的线也断了，这个胳膊也一段段往下还原到自然位置～。这时，牵动头的线以及牵动背、腰、腿的线也断了，从头、颈、肩背、臀部、大腿、小腿全部松掉了，最后散落倒在地上，全身非常松弛地散落在地上。同时体会瘫软后的感觉。

（休息一会儿，再一次唤起学员）现在，我们再做一次木偶的练习。你是木偶，你的四肢被别人支配，你的四肢跟随音乐节奏被牵拉舞动着，如果你自己加了力，你的师傅就很吃力。你是木偶，你的四肢仍然被拉动，仍然在舞动。突然，你所有的线都断了，成了一个散架的木偶。

（在以上的练习中，如果学习者仍不能放松，或不能很好地感受，可以重复练习几遍，直到全部学员都放松。）

（3）放大自己练习　指导语（参考，语速缓慢，"～"处尾音拉长）：

现在请大家围成一圈，闭上眼睛，在听到"睁开双眼"的口令时再睁眼；在闭眼的同时，也请大家调整自己的呼吸，按你自己的呼吸节奏深呼吸，深吸气的时候鼓起肚子，深呼气的时候收回肚子，每次深呼吸的时候都想象着肚子鼓起、收回，并同时体会气流进出鼻腔的感觉，让呼吸均匀——（培训师在此停留一会儿，或指导"呼"——"吸"反复进行。）

请根据我的指导语，来调整自己的身体动作，并尽可能地调动你自己。在自己动作的同时感受每一个动作时的身体感觉，并捕捉伴随着身体感觉时的情绪体验和可能转瞬即逝的意象。

现在请两脚分开站立，调动自己的每一块骨骼与肌肉，自己控制从脚趾开始用力，慢慢往上至小腿、大腿、臀部、腰腹、胸背、颈部直至头面等身体的各个部分、手指到手掌即整个全身都紧张起来，脸部肌肉也紧起来，你心中有无限的力量，正在膨胀～，力量在全身流动。你自己是一个很了不起的人～，或者是一头无比雄壮的狮子～，或者是一只力大无比的猩猩～，或者是一只矫健的雄鹰，你可以像它们一样有力地去行动，或像它们一样发出声音。当你觉得自己足够强大时，去感受这种身体"膨胀"后的感觉，并保持住，停留在这种感觉中并感受这种力量的来源～（停顿3分钟左右。）

现在，请调整呼吸和坐（站）姿，放松自己（30秒左右），请睁开双眼。

（4）缩小自己练习　指导语（参考，语速缓慢，"～"处尾音拉长）：

我们刚才已经体会把自己放大，现在我们来练习把自己缩小。请闭上眼睛、调整呼吸，让自己放松下来～。一会儿我们在练习中，你要继续去体会身体的种种感受。现在，请你从头到脚一步一步地慢慢放松，你的身体很柔软，颈部～、肩部～、背部～、腰部～、臀部～、大腿～、膝部～、小腿～、踝部～、足部～都很放松～，如此地放松。放松的同时身体正在软下来，变小，它正在从头部开始缩小～，缩小～，缩小～，缩得不能再缩，身体小得可以装进一只小箱子里～。我们继续缩小自己，最后似乎像一只小蚂蚁，地板上的缝隙都能钻进去～。好像还可以缩小，小得像尘埃～。请你体会此时这种身体缩小后的感觉，比如松软、无力、冷、饿、黑等；也请你用缩小后的视觉、听觉等来感受周围的世界～。让自己维持在这种缩小的状态里，继续体会缩小后的感觉，并停留在这种感觉中。

（5）模仿动物练习　指导语（参考，培训师也要在录像后进行示范，"～"处尾音拉长）：

请大家看一小段动物们的视频（播放视频3～5分钟），按照你喜欢的动物来模仿它的神态、它的动作、它的声音等。在练习中你可以通过自己的身体动作、声音，来体会你模仿的那个动物的心灵，并体悟自己身体与所扮演的那个动物心灵的连接。现在开始～（10～15分钟时间）。

3.分享感受

与身边人分享一下活动中感受（5～10分钟）。

（二）身体觉察力训练

1.关注身体练习

（1）培训师准备　一段30～40分钟的放松音乐（音量适中），然后请大家把眼镜与发夹拿下来，并请大家闭上眼睛，坐在椅子或地垫上，让自己舒适放松。

（2）指导语（语音绵沉，语速低缓，"～"处尾音拉长）

◇ 请你们放松身体，调整自己的坐姿，让身体放松下来、让心静下来。尽量地放松，同时也可以体会一下自己身体的重量。

◇ 请把注意力放在你的鼻孔上，体会呼气、吸气时的感觉，也许你会走神，但不要紧，这都是正常的反应。当你注意到自己走神时，请再次回到注意呼气、吸气上，感觉气流慢慢地从鼻孔处通过，注意它通过的感觉。（可适当重复画线文字部分，时间掌握在2分钟左右。）

◇ 现在把注意力放在你的大脚趾上，感觉它，注意它，体会它～，感觉你的大脚趾，体会它的感觉～（可适当重复画线文字部分，时间掌握在2分钟左右。）

◇ 现在把注意力放在你其他四个脚趾上，感觉它们，注意它们，体会它们～，感觉它们在伸展，感觉它们之间的排列，感觉它们与大脚趾的关系（可适当重复画线文字部分，时间掌握在2分钟左右。）
再从脚心、脚掌、脚踝、小腿、膝盖、大腿、臀部、腹部、腰部、背部、胸部、手、小臂、大臂、颈部、眼睛、嘴巴、鼻子、面部肌肉、头皮、头发～～～，一点点体会、感觉。

◇ 请大家再一次注意你身体的重量，注意腿的重量～、手臂的重量～，再感觉身体的重量～。

◇ 请再次回到关注你的呼吸上，感觉吸气时气流通过鼻腔的感觉，感觉气流通过到胸腔、再到腹腔的感觉；感觉气流再从腹腔到胸腔，通过鼻腔的感觉，反复几次，感觉它～～；同时想象一下吸气时把宇宙大地的精华、正能量、积极情绪吸进来，呼气时把身体代谢产物和负能量呼出去。

◇ 让我们一起再做几次深呼吸，请按照自己习惯的呼吸节奏做深呼吸，调整一下坐姿，然后以正常的速度睁开眼睛。

2.关注无意识训练

（1）培训师准备　一段10～15分钟左右的催眠音乐，再次请大家在座位上坐好，或是在地垫上坐下或躺好，身体放松。

（2）指导语（语音绵沉，语速低缓，"～"处尾音拉长）

◇ 请大家闭上眼睛，放松自己的身体，感觉自己的呼吸～。

◇ 现在把你的注意力放在感受自己的身体重量上，脚的重量～，腿的重量～，躯干的重量～，左臂的重量～，右臂重量～，头的重量～～（停留一会儿）。

◇（播放音乐，音量适中）现在请你把注意力放在音乐的旋律上，请跟随着音乐，让自己完全沉浸其中～；跟随着音乐，你的大脑会出现很多画面；随着画面出现或变化，你去觉知自己身体的感觉，体会一下身体的哪个部位、什么程度、什么性质的感觉，以及情绪的变化感。认真、用心感受它就好～。

◇（培训师留白5～8分钟。）

◇ 好，请大家将刚才感受过程中身体的感觉、情绪的体验以及脑海里出现的画面、回忆、想法等鲜活起来并将其定格记住。

◇ 请大家再做几次深呼吸～，按自己正常的速度睁开眼睛。

（3）分享过程　在小组内分享上述过程。

（4）无意识画面呈现　请小组成员商量，把刚才小组内分享的内容，用数量不限的沙具在沙盘中呈现出来；然后小组再分享对这个画面的感受。

（三）组建团队

参见二·（二）·（2）、二·（二）·（3）、二·（三）、二·（四）中的团队建设内容。

体验式团体沙盘心理技术的摸沙操作

我们在体验式团体沙盘心理技术培训中，通过一系列操作让来访者通过亲身体验来感受、理解沙的作用与意义，特别是一些新团体（新来访者），触沙，是让他们走入无意识的第一个通道。

但是，无论团体或个体，并不是都要从摸沙开始。只有当来访者很紧张，特别是不能把注意力放在沙盘操作上时，我们可以通过摸沙进入沙盘工作状态。

沙的心性柔软、包容等容易让来访者放松下来，并容易产生意象，进入无意识状态。因此，在一些团体沙盘培训中，我们可以通过摸沙让来访者进入无意识状态。通过实践及探讨，我们对摸沙操作进行了总结。

一、一般团体的摸沙操作

1.摸沙体验指导语（参考，"～"处尾音拉长）

请大家安静下来，静心1分钟～把你的坐姿调整到最舒适的位置，调整你的呼吸～，慢慢闭上眼睛～，把你的双手放到沙盘的沙中，然后用摸、抓、握等任何自己喜欢的方式来接触沙，把注意力放在手和沙接触的感觉上，让自己静下来，默默地感受就好。体会一下你自己的情绪以及伴随情绪的身体的感觉，哪个部位、什么性质、什么程度的感觉，以及伴随这种情绪和身体感觉时大脑当中出现的画面、意象、想法以及回忆等。请把注意力放在手和沙的接触上以及情绪和身体的感觉上。让大脑当中的这些画面、意象、想法、回忆等在脑海里生动起来，把这些画面、意象、回忆等定格（留白5～7分钟，体验时间控制在10分钟左右）。

> 注：① 当发现有人不能按指令做时，如某人没有按指令闭上眼睛摸沙或在和别人小声谈话等，这样的指导语（或某一句）可以根据实际情况重复2～3次，有针对性地重复这些指导语就显得尤其必要了；② 在指导语里，可以就某些概念做更具操作性的解释，如"让自己静下来，默默地感受就好"这句话里的"感受"这个概念可以具体地解释成"当你用手摸、抓、握沙的时候，体会一下你自己的情绪以及伴随情绪的身体的感觉，哪个部位、什么性质、什么程度的感觉，以及伴随这种情绪和身体感觉而出现的画面、意象、想法以及回忆等"。

2.摸沙操作的音乐选择

在指导语开始的时候，用舒缓的音乐伴随，如《花絮轻撒》《细水长流》等，音量控制在似有似无的状态，直到小组分享的整个过程结束。

> 注：随着音乐声缓缓响起，可以将室内灯光慢慢调暗。

3.摸沙结束时指导语（参考，"～"处尾音拉长）

（大家摸沙5分钟左右）请大家调整一下坐姿和呼吸，按照你自己的呼吸频率做深呼吸，吸气的时候想象着大地、自然界、宇宙的精华和正能量随着气流进入我们的身体各处，让气息在腹部多停留一会儿，使腹部尽可能地鼓起来，停留三秒钟～；呼气的时候腹部收回去，想象着把身体的代谢废物、负能量都随着二氧化碳排出体外～；吸气和呼气的时候体会一下气流从鼻孔流动的感觉～让我们的情绪慢慢平静下来（此时可以慢慢增加室内灯光的亮度）。当我数到1时，请大家慢慢睁开眼睛。10，9，8，…，1。

4.分享摸沙感受

小组成员如果在团队建设时都已经彼此熟悉，这时就可以按顺序进行分享（如果没有经过团队建设的团体，可以要求小组成员先做三个信息的自我介绍，然后再与组员们畅所欲言，说说自己刚才摸沙时候的感受）。

有的人感受沙的柔软，让他想起海边的沙滩；有的人感觉像妈妈的被子很温暖；也有的人想起小时候与小伙伴一起玩耍的情景，很快乐；也有人回忆起家乡的小河边，既有快乐，也有很多思念；也有人想起曾经工作的辛苦，或者童年的往事，不知不觉流下热泪；有的置身在空旷的原野，心旷神怡。很多人都会感觉到越是用手抓紧沙，手里的沙流失得越多；反而用双手捧着的时候，手里的沙子是最多的……

5.呈现摸沙感受

（第5～7项的操作视培训时间长短决定是否应用。）

[指导语（参考）]大家把刚才在摸沙过程后分享的内容以小组为单位，完成如下操作。第一，请小组成员先选出一位"庄家"，在接下来的培训中我们把在沙盘工作中有一定特权的第一个动作者称为"庄家"。由"庄家"决定：是小组成员把大家的感受共同用沙呈现出来，还是小组成员每一个人呈现自己的感受。第二，我的要求是只用沙盘里的沙（不能用沙具）来呈现。第三，呈现后大家继续讨论分享。第四，分享、讨论后给自己小组的沙盘进行命名，命名时不要求小组内大家一致，可以在一个小组内每个人都有一个自己的命名，

由"庄家"来决定或统一，然后进行组间分享。

6.沙塑形后的组内分享

请小组每一个成员分享一下呈现沙形时的感受。

7.沙塑形后的组间分享

[指导语（参考）]在我们完成了对自己小组沙盘的命名后，要进行组与组之间交流分享。组间交流分享时，每个小组的"庄家"留下来作为小组沙盘画面的解说（以第一人称单数）。和小组内的交流一样，组间交流也着重强调在对其他组沙盘的理解、感受和命名。分享时，要理解并坚持这样的原则：我和其他人对这个沙盘感觉或看法不一样的地方就是我的无意识，了解和接受这些别人和我不一样的地方，就是我的意识和无意识的初步沟通、交流。

现在开始组间的交流和分享（假设一共有6个小组）：请每个小组的庄家留下，以第一人称单数来解说（大约5分钟），其他组员按顺时针方向1组到2组，2组到3组，3组到4组，4组到5组，5组到6组，6组到1组（如果组别太多，根据培训时间可酌情进行一定数量的组间分享），到指定组倾听这个小组庄家的解说。5分钟解说完毕后，各个组的庄家解说员在组内不动，其他人再按顺时针方向到下一组……依此类推。

在这个过程中任何人都不可触碰所在组的沙盘画面。

8.摸沙操作结束

一个新团体在时间允许的情况下，沙盘团体操作的前4次左右都可以用前述的"步骤1"~"步骤4"进行摸沙操作，以便让团体中的每一个成员都能通过触沙，走入无意识。

二、初有经验者的沙盘新团体摸沙操作

至少进行沙盘团体体验15次以上的、有了一定初步经验的沙盘师再进行摸沙时，要比初级摸沙更深入一些。在此，全部用沙来塑造一个沙世界，加深体验"沙"在沙盘心理技术中的作用。通过每一个人的参与及小组成员的分享，更加深入地理解无意识，特别是体验个体无意识表达的感受。

1.体会摸沙感觉指导语（参考）

在开始触沙指令的同时播放音乐，逐渐关闭室内照明灯光。

指导语（参考一般团体的摸沙指导语）。

2. 摸沙音乐选择

如《花絮轻撒》《细水长流》等。

3. 摸沙后组内分享

[指导语（参考）]请大家静默2分钟，再停留在刚才的状态里，并把摸沙时脑海里出现的画面、意象、回忆或想法等生动具体化，记住它们（时长2分钟左右）。现在，请大家在小组里分享自己的摸沙感受。

4. 塑造沙世界指导语

为了进一步体会沙的接纳、包容、滋养、支持等内涵，在这次的训练中，以沙作为基础材料进行沙盘创造。

[指导语（参考）]我们这次不用沙具而只用沙来创造一个沙盘世界，小组一起讨论一个主题并创建沙盘的规则。一旦开始了沙盘创作，就停止语言交流，甚至是非语言的或有意识的面部、肢体语言。自己动作时，体会自己的感受；自己不动作时，体会自己看到他人动作时的感受。每人每次动一次沙，共3～5轮，中间你也可以选择不动作，最后形成小组的主题沙画。小组沙盘创作结束后队长举手示意完成。

5. 塑形后的组内讨论

[指导语（参考）]完成后，小组成员依据主题谈自己在每一次动作时的感受，以及观察他人时自己的感受。我们在谈"感受"时，一定要根据下面的内容来界定。在体验式团体沙盘心理技术培训情境下，"感受"是指：情绪的体验、身体的感觉（部位、程度、性质各是什么），以及在此情绪和身体感觉的同时脑海或眼前出现的意象画面、过去事件回忆的片段、想法等。

6. 塑形后的组间分享

每个小组选出一名学员（庄家）担任解说，留在自己组里代表自己的小组与其他组的组员分享创造沙世界的感受；小组的其他组员以整组的形式按一定的顺序，轮流到其他组里分享。

三、针对不同来访者的摸沙指导语

（一）一对一来访者

（1）个体沙盘摸沙也不是必需的。有几种情况我们可以选择让来访者的沙盘工作从摸沙开始：

第一，当来访者不知道怎么开始进行沙盘工作时，我们从"沙"开始介绍，然后再让其开始摸沙；

第二，当来访者难以平静下来时，我们可以通过触沙，让其情绪有所稳定；

第三，当来访者自己愿意摸沙之后，再进行沙盘工作的。

（2）摸沙指导语、摸沙音乐请参考本单元中"一、一般团体的摸沙操作"。

（3）摸沙之后可以让来访者分享摸沙感受，即可以进行沙盘工作。

（二）幼儿、小学来访者

幼儿及小学低年龄段的来访者并不一定需要摸沙。他们很会玩，一进门看到小玩具和沙箱，自然就知道如何进行这个"游戏"了，我们只要在保证孩子安全的前提下，虚心向孩子们学习如何玩就可以了。

有个别孩子会很胆怯，我们可以耐心等待，也可以在他们询问时告诉他们如何玩。其实，对待孩子，我们只要抱着游戏的心态积极认真参与、关爱、陪伴、守护、欣赏、耐心等待他们就可以了。

小学高年龄段学生，可以考虑让他们从摸沙开始，这样会较快地安静下来。如果老师以"游戏"的心态、有足够的耐心等待他们成长，让他们直接开始沙盘工作也可以。他们在经历过几次"乱的沙盘"工作后，团体的"秩序与规则"就会建立起来。

（三）孕妇来访者

利用沙盘心理技术进行心理胎教是为准妈妈们进行孕期的情绪疏导、预防新生儿的心理异常、减少产后抑郁、培养准妈妈信心等比较好的方法。

1.孕妇团体摸沙指导语

［指导语（参考，"～"处尾音拉长）］请你们坐下来，调整一下坐姿和呼吸，体会一下呼吸过程中气流从鼻腔通过的感觉（1分钟左右），让身体放松下来。现在请你们把双手放在沙盘中，让手与沙做亲密接触。沙很柔软、很细腻，你就像是一个小女孩一样双脚踏在这柔软的沙滩上，那样舒服～。你沐浴在阳光下，后背被太阳照得暖暖的，和煦的海风轻撩你的衣襟、抚慰你的面颊。你就在这暖暖的阳光下、轻柔的海风中、松软的沙滩上漫步～，你的家人在远处静静地看着你，把一份深深的祝福通过阳光、海风、沙粒传递给你。你整个人都被包围在柔软的爱的抚慰中，是那么放松、那么惬意、那么美好，你就在这个柔软的爱的包围中漫步～（2分钟左右）；现在请你以自己能掌握的深度进行几次深呼吸，在做深呼吸的过程中，体会气息通过鼻腔的感觉～（2分

钟左右）。当我数到"1"时，可以睁开眼睛。5～4～3～2～1。

2.有准爸爸参加的孕妇团体摸沙指导语

在做沙盘体验时，我们也邀请准爸爸一起参与孕妇心理胎教，其意义更大。

[指导语（参考，"～"处尾音拉长）]请你们坐下来，调整一下坐姿和呼吸，体会一下呼吸过程中气流从鼻腔通过的感觉（2分钟左右），让身体放松下来。现在请你们把双手放在沙盘中，让手与沙进行亲密接触，沙很柔软、很细腻。想象一下你们是一对小男孩和小女孩，或是小哥哥和小妹妹，或爸爸和女儿，双脚踏在这柔软沙滩上，那样舒服～，沐浴在阳光下，后背被太阳照得暖暖的，和煦的海风轻撩你的衣襟、抚慰你的面颊。现在，准爸爸可以拉着准妈妈的手，就在这暖暖的阳光下、轻柔的海风中、松软的沙滩上漫步，也把一份深深的祝福传递给准妈妈～。准妈妈整个人像个小女孩一样被包围在柔软的爱的抚慰中，是那么放松、那么惬意、那么美好，准妈妈们就在这个柔软的爱的包围中漫步～（2分钟左右）。请准爸爸们把自己的一只手放在准妈妈的肩上，用你手上的力度告诉她你是爱她的，更会为她、为家撑起一片天；也请准爸爸们把另一只手放在准妈妈的肚子上，感受你们的小宝宝。小宝宝会因为你们俩的爱而感受到温暖，也感受到了来自爸爸的力量，他（她）在妈妈的肚子里笑了，他（她）有了回应～。现在请你们以自己能掌握的深度进行几个深呼吸，在深呼吸的过程中，体会气息通过鼻腔的感觉～（2分钟左右）。当我数到"1"时，可以睁开眼睛。5～4～3～2～1。

3.带其他家属的孕妇团体摸沙指导语

[指导语（参考，"～"处尾音拉长）]请你们坐下来，调整一下呼吸，体会一下呼吸过程中气流从鼻腔通过的感觉（2分钟左右）。现在请你们把双手放在沙盘中，让手与沙进行亲密接触。沙很柔软、很细腻，双脚踏在这柔软的沙滩上，那样舒服～，你沐浴在阳光下，后背被太阳照得暖暖的，和煦的海风轻撩你的衣襟、抚慰你的面颊。你的家人陪伴在你的身边，就在这暖暖的阳光下、轻柔的海风中、松软的沙滩上漫步，也把一份深深的祝福传递给你～。你整个人都被包围在柔软的爱的抚慰中，是那么放松、那么惬意、那么美好，你就在这个柔软的爱的包围中漫步～（2分钟左右）。请亲人们用自己的一只手握住准妈妈的一只手，用你手上的力度告诉她你是爱她的，更会在她及未来的宝宝需要时陪伴左右。宝宝感受到了来自亲人的爱，他（她）笑了，他（她）有了回应～。现在请你们以自己能掌握的深度进行几个深呼吸，在深呼吸的过程中，体会气息通过鼻腔的感觉～（2分钟左右）。当我数到"1"时，可以睁开

眼睛。5~4~3~2~1。

4.孕妇团体摸沙音乐

选择一些轻柔的、带有海浪声的轻音乐，如班德瑞或是新世纪音乐。

（四）一般成人团体沙盘培训

我们会经常给企事业单位、学校、部队等进行团体沙盘减压等培训，在沙盘工作之初，我们可以从摸沙开始。

摸沙指导语参考本单元中"一、一般团体的摸沙操作"。

摸沙后是否要分享取决于培训时间长短，如果仅有半天或一天的培训，摸沙后直接进入沙盘创作阶段就可以。

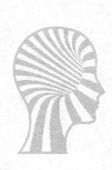

单元四

体验式团体沙盘心理技术团体操作程序

Chapter 04

1 ~ 2次的沙盘我们可以认为是沙盘公开课体验，而真正的沙盘工作一般一个疗程为12次以上。1 ~ 15次的团体沙盘工作我们可认为是短期沙盘团体；6 ~ 30次的团体沙盘工作我们可认为是中期沙盘团体；30次以上，我们认为是后期沙盘团体。在进行团体沙盘操作中，我们可以根据受训人群来设置培训目标，并根据培训目标来选择如下的操作。

一、体验式团体沙盘心理技术培训师基本要求

（一）团体沙盘培训师基本素质

① 良好的人格特质（主人格相对稳定）。
② 充分掌握有关沙盘及团体辅导理论。
③ 具备建立良好的人际关系的能力。
④ 掌握基本的沙盘团体带领专业技巧。
⑤ 具有丰富的沙盘心理技术经验。
⑥ 严格遵守职业道德。

（二）团体沙盘培训师的职业人格特质

① 良好意愿，真诚、尊重、信任。
② 分享、开放、冒险、坦诚。
③ 认识、接纳自己，自我成长和探索。
④ 欣赏自我和他人，和他人融洽相处。
⑤ 协助成员自我认识，提升学习自主性和个人能力。
⑥ 综合而独特的辅导风格。
⑦ 典范、示范作用。
⑧ 良好的幽默感。

（三）团体沙盘培训师的基本工作规范

① 说明目的、过程、所需时间。
② 指导语明确、简洁，内容符合活动要求。
③ 语调要根据活动的性质调整。
④ 根据活动类型不同进行有针对性介绍。
⑤ 尽可能关照到团体中的每一个人。
⑥ 相信团体，遇到团体问题交由小组内部解决。

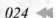

（四）体验式沙盘团体操作中应注意的问题

（1）当团队成员不遵守规则时　当有的团队成员在沙盘操作活动不遵循规则时，培训师的提醒不要针对某一组或某一人。对培训师来说，最重要的是自己相信并能让学员们相信沙盘的治愈功能，相信团体的凝聚、互动能力，相信学员们自己内在的成长能力。为此，团体带领者要有足够的耐心等待下去，也许二次、三次、四次，甚至再多几十次，学员会在团体沙盘体验中获得治愈。

（2）成员有情绪反应时　在团体沙盘操作过程中，若有成员情绪特别是负性情绪反应比较大，培训师首先要"抱持住"，相信该成员自己和小组其他成员的治愈能力，给他足够的时间表达情感。必要时可以调动小组成员用他们自己的方式来陪伴这位学员。如果他情绪反应特别激烈，可以适当地拥抱这位成员，可以请在场的其他成员来一起完成。

（3）当团体沙盘中有突发状况时　当团体沙盘操作过程中有成员突然大喊、大叫，突发激烈争吵时，培训师要给他足够的时间表达情感，相信他自己和小组成员的内在沟通能力和内在解决问题的能力；也可以根据实际情况实施一些干预，将争吵平息下来并作为一个在小组内进行讨论的问题，在培训中或者培训后讨论。

（4）团体沙盘工作的时间提醒　当团体沙盘工作中，根据时间设置可适当提醒成员关于沙盘工作的时间。

（5）被邀请参加小组活动时　当只有一个小组在进行沙盘操作时，若培训师受到组员邀请进入小组活动时，则培训师可以放下"专家面具"进组一起"玩"。但如果有两个以上小组在进行沙盘活动时，建议培训师尽可能不参加任何一组的活动。

（6）有人不想参加活动时　小组成员是否参加沙盘活动要采取自愿原则，如果有的成员不想参加某一轮的沙盘活动，应尊重该成员的选择，不强迫。

（7）小组某成员报告有人"捣乱"时　当有小组成员向培训师报告小组内有人"捣乱"，培训师要给他足够的时间通过"捣乱"来表达情感，相信他自己和小组成员的内在沟通能力和内在解决问题的能力。培训师可以把这个问题交给这个小组来讨论，相信小组能很好地解决这个问题。

（8）小组某成员过来问是否可以多拿沙具时　小组某成员过来问他是否可以把一组沙具算一个沙具时，把这个问题也交给小组来讨论，或最后主要由庄家来决定。

二、体验式团体沙盘心理技术工作的基本工作理念

（一）体验式团体沙盘心理技术的工作态度

沙盘心理技术的主要功能是治愈，是通过在沙盘工作过程中"以游戏的心态积极、认真、用心参与，带着关爱陪伴、守护、关照，耐心倾听和等待（静待花开），默默欣赏，用心感受，必要时的真诚分享"获得治愈，而不是分析、解释、评估、判断，这就如同手机的主要功能是通话、资讯、拍照，而不是挠痒，尽管手机偶尔也可以用来挠痒。尽管沙盘也有一定的评估判断功能，但是其评估诊断功能相比于其治愈功能而言是相对次要的，且是没有常模和标准化的。任何人对他人沙盘的分析、解释、评估、判断，都是自己无意识心理的投射而已。这是体验式团体沙盘心理技术把治愈作为沙盘最重要或唯一功能来强调的理论基础和根本原因。

（二）体验式团体沙盘心理技术的工作原则

体验式沙盘心理技术培训在强调"沙盘心理技术的主要功能是治愈而不是评估诊断"的同时，把"不分析、不解释、不评价、不判断、重感受、重陪伴"作为沙盘心理技术培训和实践的基本工作原则。这不仅为来访者提供自由、受保护的空间，更是在这个工作过程中通过"四不、二重"关爱的陪伴让来访者敢于表达自己的无意识，并通过"感受"与自己无意识沟通对话，从而提炼自己无限的生命能量。

（三）体验式团体沙盘心理技术的"感受"

体验式团体沙盘心理技术操作中"轮流坐庄"的设置，使每个轮流坐庄的人都会体验到成为"庄家"时比其他成员拥有更多"来访者"的权利。这种"轮流坐庄"的设计是源于我们坚信"得过病的医生会成为更好的医生"！而这种"沙盘师"和"来访者"之间角色的转换训练是非常重要和绝对必要的，目的是促进成长中的沙盘师从"分析、解释、评价、判断"的工作态度转变为"不分析、不解释、不评价、不判断、重感受、重陪伴"的态度；从向外求转变为向内寻，逐渐觉察、认识自己的无意识。无意识需要通过感受意象来觉察和认识。因此，我们把沙盘心理技术情境中的"感受"界定为"情绪的体验、伴随的身体感觉（具体的部位、程度和性质），以及在此基础上脑海里出现的意象、画面、回忆、想法等"。

（四）体验式团体沙盘心理技术工作过程

在体验式团体沙盘心理技术里，我们把沙盘心理技术实施的过程总结为"以游戏的心态积极、认真、用心参与，带着关爱陪伴、守护、关照，耐心倾听和等待，默默欣赏，用心感受，必要时的真诚分享"。

（五）体验式团体沙盘心理技术工作的"三相信"

（1）相信沙盘心理技术的治愈功能　沙盘心理技术的主要功能是治愈而不是分析、解释、评估、诊断，这是理解和掌握沙盘心理技术功能的最基本点。以没有常模、没有标准化的沙盘心理技术作为一项评估诊断工具，远不及那些有常模、标准化的、信效度高的心理量表更可信、更有效。体验式团体沙盘心理技术培训的首要特点就是突出、强调其治愈功能，并把"不分析、不解释、不评价、不判断、重感受、重陪伴"的工作原则贯彻落实到沙盘心理技术培训和实践的每一个环节中，使学习者真正感受到沙盘心理技术的神奇的治愈效果，从而能准确地理解沙盘心理技术的治愈功能。简而言之，体验式团体沙盘心理技术只强调沙盘的治愈功能。

（2）相信团体的凝聚、促进、治愈、转化的动力　体验式团体沙盘心理技术培训是借助结构式团体小组的形式，重视在结构式团体框架下的沙盘心理技术体验。通过团体有规则的游戏，逐渐建立个体在沙盘心理技术培训团队里的安全感即建立团队安全模式。通过小组成员间的真诚分享，不仅能深刻体验自己在沙盘心理技术情境中的感受，互为映射，从而觉察自己、认识自己、接纳自己和表达、实现自己，更能觉察、认识、理解别人和尊重、表达、接纳、包容别人，从而使小组内的每一个成员都获得成长。

（3）相信每个人内在的天理良知（24种积极心理品质）　王阳明认为，"天理良知"在每一个人内心，"吾性自足，不假外求"，我们只需要坚信自己内心的"天理、良知"或"24种积极心理品质"，"向内看"并在"事上练"即可。荣格认为，每一个人先天都有解决自己问题的能力，沙盘心理技术就为来访者提供了自己解决心理问题的内驱力所需要的平台，以及从"受害者"转变成自愈者、创造者的机会，并激活每个人的内在力量来决定自己的自愈流程和方法。来访者自己决定在自愈过程中是否披露自己或将要学习什么，只有来访者自己准备好要处理的无意识内容才会通过这样的沙盘体验而进入意识。沙盘师要尊重来访者对他们自己内心"世界"的个人解释和创作，来访者独特的体验和领悟便得以证实，他们的"意识和无意识的沟通"以及自愈和治愈才能得以实现。

三、体验式沙盘心理技术短期团体的操作程序

我们把累计15次以内的团体沙盘工作界定为短期沙盘团体，并且遵循"复杂的事情简单做，简单的事情重复做，重复的事情认真、用心做"，相信沙盘的治愈功能，相信团体的互动与凝聚力，相信每一个人都有成长发展的内驱力。

（一）体验式沙盘心理技术短期团体操作

1.短期沙盘团体的操作流程

（1）第一次团队破冰、分组与建设。

（2）从沙盘基本要素开始的沙盘操作3次以上。

（3）有主题的沙盘操作3次以上。

（4）积极心理品质主题沙盘操作3次以上。

（5）结束时的"游戏"沙盘。

（6）分享感受与总结。

2.短期沙盘团体的第一次操作要点

（1）破冰（如果培训时间仅为半天或一天，这个环节可以简略一些）。

（2）团队建设（如果时间为半天或一天，这个环节可以简略或省略）。

（3）讲解培训目的及培训目标。

（4）摸沙（如果是短期团体，可省略）。

（5）一般性主题沙盘创作（决定"庄家"，排出顺序，主持人进行设置，进入创作）。

（6）分享感受（组内分享结束，再进行组间分享）。

3.短期体验式团体沙盘心理技术组内分享内容

（1）拿了什么沙具，拿沙具的理由，沙具与个人的联系。

（2）摆放沙具的理由。

（3）摆放沙具过程中的感受。

（4）整体画面的感受。

（5）为画面命名。

4.体验式团体沙盘心理技术的沙画拍照操作

给作品拍照，建议有四个角度，分别是小组正面（或是庄家认为的正面）的角度、自己的角度、俯视的角度及与小组正面相反的角度；然后再选择重要的沙具或是其他角度。注意在拍照时，不能触碰沙盘里的任何一个沙具。

5.体验式团体沙盘心理技术拆沙具的操作

对于拆沙具有两种态度或方法：其一是，沙盘师假设来访者不想或不能目睹自己建造的沙盘世界遭到破坏，因此在来访者离开之后再拆除沙盘；其二是，沙盘师假设来访者既然可以自己建立一个沙盘世界，也就可以自己拆除后再重新建立另一个新沙盘世界。就是在这样的"建了拆、拆了建"的过程中，来访者也获得一定的治愈。所以，在拆除团体或个体沙盘时，一般是根据来访者的态度或者说是沙盘师认为的来访者的态度来选择拆沙具的方式。

把沙具放回沙具柜中也有两种态度：一种为随便放，让来访者在下一次再找这个沙具时会有那种找了好半天才突然找到的喜悦；另一种为归类整齐放，使得来访者在下一次再找这个沙具时容易找到它。

6.体验式团体沙盘心理技术师对来访者钟爱的沙具的态度

如果有特别钟爱的沙具，这对于来访者来说都是有治愈意义的。通常情况下，一些来访者会私下拿走他喜欢的沙具。如果沙盘师看到了，可以告诉他下一次再带回来。如果他的亲属来阻止，我们尊重他们自己的规则就好。如果一个沙具对来访者有特别意义，也可以让来访者自己决定如何处置，以便使这个沙具发挥更大治愈效能。

（二）从沙盘基本要素开始的沙盘操作

从沙盘基本要素开始的沙盘操作，原则上是在"庄家"的设置下，小组成员根据庄家的设置，在沙盘里从沙具或者沙开始的沙盘操作。

1.从沙盘基本要素开始的沙盘操作要点

（1）确定"庄家"。

（2）"庄家"来界定：拿沙具数量、摆放次数及轮次、动沙动作等。

（3）按"庄家"界定规则进行的沙盘创作阶段。

（4）组内分享阶段。

（5）小组给沙画命名。

（6）进行组间分享。

（7）结束沙盘操作。

2.从沙盘基本要素开始的沙盘操作程序

我们在成长过程中渐渐忽略了心灵内容，"理性"得已经不知道如何去感受我们的无意识内容。我们从用自己喜欢的沙具开始进行沙盘创作，让参与者可以通过自己喜欢的沙具引发的感受来触摸自己的无意识心灵内容。

（1）操作指导语（参考） 内容如下。

请每一个小组把沙面抚平。

（培训要分享一个与自己手里的沙具相关联的个人真实的故事，以作为下一环节每一个人分享的样板。如培训师拿一个小狗的沙具。）

"大家看到我拿的是什么了吗？狗。对，我喜欢狗，看到它就喜欢，特别是它憨态可掬的样子。刚才我走到架子前它就在张望我，我想再看看有没有其他我喜欢的，但一回头它还在看着我。这条小狗让我想起我8岁左右家楼下一个工厂大院门口有一条狗，我经常喂它，关系很好。有一天我从它后面摸它的尾巴，它突然转过身来把我扑倒，并吼我。从那以后，我就不喜欢狗了。"

现在，请每一个人走到沙具架前寻找2～5个沙具（根据小组人数来定数量，如果小组人数比较多，建议沙具数量适当减少，以免分享的时间会比较长），也许它们在那里耐心地等候你几百万年或者你寻找它们几百万年了，或者你就是无缘无故地就想拿它们。取好沙具后回到自己的小组里，把它们握在手里，端详它们、感受它们。然后小组庄家决定分享顺序，每一个人依次序向小组其他成员讲一讲你从沙具架把它们拿来时的想法，以及这些沙具，或至少其中的一件沙具跟你自己有关联的、真实的、能在这种场合讲述的故事，就像我讲我的小狗故事一样。

（2）组内分享 小组的每一个人轮流分享自己这几个沙具（至少一个沙具）的故事。

（3）按规则创作沙盘的指导语（参考） 内容如下。

分享后的2～5个沙具按照"庄家"制定的规则放在沙盘中，让小组成员间的意识与无意识相互接触，深入感受每一个沙具的意义，以及心灵语言在沙盘心理技术中的使用与呈现。

庄家也不能违背的规则是：① 在整个过程中，从开始到最后也不能触碰他人的沙具；② 全程没有语言交流（如果有小组陪伴者，请适时注意提醒这一点给小组成员）；③ 自己的沙具在下一个组员摆放上之后，就不能再移动；如果想移动，算一次动作（即少放一个沙具），这个规则在本次的操作体验中要遵守到最后；④ 直至小组成员按规则结束沙盘。

在上述连庄家也不能违背的规则基础上，以下细则由庄家来定。① 一次摆放沙具数量及轮次。如：每人每次只摆放一个沙具，由"庄家"先开始摆放，然后再由第二人跟着来摆放，每一个人都轮流摆放完了，算一轮，手里有几个沙具就摆几轮，或直到手里的沙具摆完为止；或者是一人一次把手里的沙具全都摆上，下一个人再把手里的沙具一次全都摆上，共摆一轮。② 动沙是否算动作。动沙是否也算是一次动作。如果算，那么就要减掉一个沙具，亦即有动沙的动作后就不能在此轮摆放沙具；如果不算，就不减掉沙具。采取哪一种方式，由庄家来决定。摆放过程一共用时大约10分钟。我们给庄家3分钟时间决定，并告知小组成员。

3分钟后，我们就进入无声的工作状态。

（4）组内分享指导语（参考） 内容如下。

沙盘心理技术强调的一个重要方面就是意识和无意识的沟通、对话。就沙盘心理技术来讲，意识和无意识的沟通、对话可以有几个层次。我们的假设是：面对小组共同完成的沙盘画面，在理解、感受和命名时其他人和我不一样的地方就是我的无意识，了解和接受这些别人和我不一样的地方，就是我的意识和无意识的初步沟通、交流。分享顺序由庄家决定。主要分享：① 你在摆放沙具时的想法和感受；② 别人在摆放沙具时你的感受；③ 沙盘上哪一个部分是你最喜欢的；④ 对沙盘总体画面的感觉如何；⑤ 对你们创作的沙盘给出一个主题命名。最后小组用集体的智慧给出一个共同的主题命名。如果小组成员不能统一命名，则可以保留自己的主题命名，由庄家最后决定。

（5）组间交流与分享指导语（参考） 内容如下。

小组内部分享之后，要求组与组之间进行分享，这是为了进一步感受意识与无意识的沟通，并体会每一小组所创作的作品的意义，学会尊重每一个人、每一个团队的创作。

现在我们进行组间交流。和小组内的交流一样，组间交流也着重强调在对其他组沙盘的理解、感受和命名。例如：我和其他人不一样的地方就是我的无意识，了解和接受这些别人和我不一样的地方，就是我的意识和无意识的初步沟通、交流。现在开始请每个组的庄家留下来，其他成员按下列顺序到其他组交流：请1组到2组，2组到3组，3组到4组，4组到5组，5组到6组，6组到1组；依次类推（如果组别太多，根据培训时间可酌情进行一定数量的组间分享）。交流到对方组的成员给他们小组的沙画起名字，然后听庄家分享他们组的沙画。在这个过程中不可触碰其他小组的沙具，也不要在其他小组的沙面留下任何痕迹。每个组分享4～5分钟时间，再到下一组分享。在分享过程中，庄家要认真对待对方组成员所起的名字以及提出的问题，这可能正是本组成员还没有意识到的内容，是小组成员的无意识呈现。

（此环节在时间允许的情况下，小组成员可以轮流作为庄家，按上述5个步骤进行重复练习）。

3.用自己喜欢的沙具进行的沙盘操作

在此阶段训练的目的是让每一个小组成员表达自己最想表达的，遵从无意识，让每一个成员的无意识得到充分的表达，并使每一个人获得被尊重、被接纳、被保护的感受。

（1）指导语（参考） 内容如下。

请大家去寻找自己最喜爱的 $1 \sim N$ 个沙具（根据小组人数及培训时间来确定拿沙具的数量），并暂时保留在手上；听到指导语后开始进行小组沙盘。

各组用自己的方式产生出小组第二位庄家，并由庄家决定摆放沙具的先后顺序、摆入的轮次，以及摆放沙具的规则和相应的动作。这个动作可以摆放你手里的沙具，或者做一种地形，例如挖沙、堆沙、开水道等，又或者是修改自己原有沙具的位置，拿走也可以，但不可以触碰别人的沙具。到最后一轮结束，或者时间到了之后的最后一个动作完成后，可进行拍照。全程不用语言交流，也不要用表情或肢体语言交流。

在体验式团体沙盘心理技术培训操作过程中，庄家被界定为实际沙盘工作中的来访者。在具体的沙盘摆放过程中，每一个小组成员都要进行来访者与沙盘师的角色转换，也就是要"轮流坐庄"。学员们不断地进行角色转换，体会在具体的工作中作为来访者的感受以及作为沙盘师的感受，会让学员们更好地成长和掌握相关技能。

摆放沙具过程一般为20分钟。

（2）拍照指导语（参考） 内容如下。

请大家拿出你们的照相机，按照我们曾经说过的规则给自己小组的沙盘作品拍照。拍照过程中，再一次提醒大家不能触碰沙盘中的沙具。

（3）组内分享指导语（参考） 内容如下。

由庄家决定小组每一个成员开始分享的顺序。分享内容包括：① 拿了什么沙具（每一个来访者对自己的每一个沙具都有自己的解释与意义，我们倾听并尊重）；② 拿沙具时的想法；③ 每一次动作时的想法和感受；④ 在整个过程中别人的动作是否让你有感受；⑤ 喜欢与不喜欢的部分；⑥ 整体感受，并给沙画命名。

（4）组间分享 培训师根据小组数量，进行合理安排，进行组间交流，要求同前一个体验的组间交流分享一样，依次到其他小组听取庄家分享沙画，并给沙画命名；该组的庄家要分享自己组的沙画给其他小组成员；最后，所有的组员要回到自己小组，由本组的庄家再给自己小组成员讲一遍，并进行讨论与分享（如果只是一个小组，在时间允许的情况下，可以从庄家开始，每一个小组成员都讲一遍）。

（5）拍照、拆沙盘 给沙画拍照，并按拆沙具的要求，请大家拆沙具并将其放回沙具架，然后把沙面抚平。

4.依次拿沙具的沙盘操作

此操作是让每一个成员依次去拿沙具，每一个人既可以遵从团体，也能从团体中获得关照；既满足小组他人的需要，自己的需要也可能被满足。进一步体会与感受"不分析、不解释、不评价、不判断、重感受、重陪伴"的工作过程。

（1）依次拿沙具的沙盘操作指导语（参考）

请小组按着自己的方式选出庄家，由庄家来决定摆沙具的顺序、拿沙具数量、沙具的类别、动沙等规则。可以从庄家第一个人开始，每一个人拿同类别（或交通类、或建筑类、或花草类；或者不规定类别）的最多N个（根据小组人数及设置的时间）沙具，也可以是不分类别的N个沙具。第一个人摆放沙具结束后，再由第二个人拿沙具摆放，以此顺序往下进行，小组成员全部轮流摆放后算一轮，一共N轮（拿几个沙具及摆几轮，要根据培训现场每一个小组人数及创作沙盘时间等因素具体决定）。在任何时候都不能动别人的沙具，如果有组员中间不想摆放沙具也可以轮空。我仍然要求在摆放过程中不使用任何语言，包括面部表情、肢体语言，而要用心去交流。当别人摆放沙具或动作时，你体会自己的感受。哪一个小组摆放结束后请举手示意。我们现在开始。

（2）拍照指导语（参考）

请大家拿出你们的照相机，按照我们说过的规则给自己小组的沙盘拍照；拍照时，不能触碰沙具，也不能在沙面上留下痕迹。

（3）组内分享指导语（参考）

请大家依次说说：① 每一轮拿了什么沙具，拿沙具时的想法，摆放时的想法；② 拿沙具以及摆放沙具时自己的感受，他人摆放沙具时自己是否有感受；③ 说说让你印象深刻的沙具或地方；④ 对这个沙盘的整体感受是什么；⑤ 给小组沙盘起个名字。

（4）组间交流　培训师根据小组数量，选择合理的组间交流方式。方式可以与上一个体验进行组间交流的方式一样，进行组间相互交换感受与体验，可以拍照片。在时间允许的情况下，尽可能所有的组都轮流交流、分享一遍。

（5）拆沙盘　请大家根据自己的习惯或意愿拆沙具并将其放回沙具架。

（三）体验式沙盘心理技术短期团体主题沙盘操作

主题，是从意识的角度引领来访者的无意识流动。主题沙盘的操作，其主要目的是扩大意识容器，以便让来访者更清晰地觉察到自己的无意识。

1.一般性主题沙盘操作要点

一般性主题由培训师或庄家来确定，如"梦想""家园""未来""战争"

等他们自己能够想到的所有主题。

① 确定"庄家"。

② 由"庄家"来界定细则，包括沙盘主题，沙具数量、摆放次数、轮次、动沙动作等。

③ 由"庄家"带领进入主题沙盘创作阶段。

④ 组内分享。

⑤ 小组成员们给沙画命名。

⑥ 组间分享。

⑦ 结束沙盘。

2.一般性主题沙盘操作程序

主题确定可以根据来访者年龄、社会角色、遇到的问题等情况而定，比如"家园""校园""梦想""礼物"。第一、二次主题，可以由培训师确定，第三次开始制作沙盘时，主题可以由庄家来确定。

（1）一般性主题沙盘操作

［指导语（参考）］请小组按照自己的方式选出庄家，由庄家来决定主题是什么，以及摆沙具的顺序、摆放的方式等规则。包括庄家在内的任何人在任何时候都不能动别人在沙盘摆放好的沙具，如果有组员中间不想摆放沙具也可以轮空。我们仍然要求在摆放过程中不使用任何语言，包括面部表情、肢体语言，而要用心去交流。当别人摆放沙具或动作时，你体会自己的感受。哪一个小组摆放结束后请举手示意。我们现在开始。

（2）拍照

［指导语（参考）］请大家拿出你们的照相机，按照我们说过的规则给自己小组的沙盘拍照；拍照时，不能触碰沙具，也不能在沙面上留下痕迹。

（3）组内分享

［指导语（参考）］请大家依次说说：① 每一轮拿了什么沙具，拿沙具时的想法；② 拿沙具以及摆放沙具时自己的感受，他人摆放沙具时自己是否有感受；③ 让你印象深刻的沙具或地方；④ 对这个沙盘的整体感受；⑤ 给小组沙盘起个名字。

（4）移动自己的沙具　在小组每一个成员都分享后，大家对沙盘上每一个沙具的意义就会多些了解，小组中的某个成员可能会对沙盘世界的某些方面（比如，某个位置、某个沙具、某人的动作等）作出反应，这些反应通常会引发该成员的心灵活动，引发了去移动某个沙具的需要。重建沙盘世界对于一个来访者来说是非常重要的步骤，他（她）是用意识接受和整合了无意识内容，治愈与转化就可能发生。

[指导语（参考）] 请大家站起来，从沙盘的4个边、4个角再认真看一看、感受一下沙画，然后每个人在不影响别人沙具和沙画主题的情况下，可以动1个自己的沙具 [根据实际情况，也可以动2个或以上自己的沙具]，也可以选择不移动沙具。别人摆放在沙盘里的沙具仍然不能碰，然后再坐下来感受沙盘并相互交流。

（5）组间交流　根据小组的数量，选择合理的组间交流方式。方式可以与上一个体验进行组间交流的方式一样。组间相互交换感受与体验，可以拍照片。在时间允许的情况下，尽可能使所有的组都进行交流、分享一遍。

（6）拍照、拆沙盘　请大家根据自己的习惯或意愿拆沙盘并放回沙具架。

3.指导性主题沙盘操作要点及程序

指导性主题是根据同质团体小组，为解决某一类问题而设置的主题。如针对有交际困难的小组，"友谊""合作"等主题就有了指导性。指导性主题由团体带领者根据这个团体的同类问题来确定，带有明确的指导性。其操作程序可以参照一般性主题沙盘的操作。

① 培训师确定主题。

② 每个小组确定"庄家"（轮流坐庄原则），由"庄家"确定拿沙具数量、摆放次数及轮次、动沙动作等，并带领小组进行主题沙盘创作。

③ 组内分享。

④ 小组给沙画命名。

⑤ 组间分享。

⑥ 结束沙盘。

4.积极心理品质主题沙盘操作要点

意识是心理结构的一部分，是此时此刻对心理活动的觉察和认知，意识可以让我们更好、更快地觉察和认识我们的整个人格。在体验式团体沙盘心理技术培训中，我们假定沙盘师的主人格就是意识容器，其内涵是王阳明心理学的"天理、良知"以及"24种积极心理品质"。因此，沙盘师的意识容器越大，其主人格就越稳定，其整体人格就越趋近于和谐，沙盘师就越能进入稳定而合适的工作角色，拥有稳定的情绪，也会有丰富多彩的生活。

把24种积极心理品质（或品格树上的34种积极心理品质）作为沙盘主题是更有指导意义的主题沙盘，也是体验式团体沙盘心理技术培训中用于扩大意识容器的常用方法或技术。

操作要点：

① 培训师在与这个积极心理品质有关的背景音乐下，分享一个与这个品质有关的、自己真实的故事。

② 请每个人跟随音乐一起哼唱。

③ 哼唱结束时请大家把手放进沙箱，闭上眼睛触沙，继续在歌声伴随下感受，并把刚才与这个主题有关的、大脑中的意象放大并使其清晰。

④ 请大家睁开眼睛，去拿不等数量的沙具回到小组在沙盘中摆放、自由表达。

⑤ 确定庄家，由庄家决定如何开始组内分享。

⑥ 调整画面。

⑦ 小组给沙画命名。

⑧ 庄家以"第一人称单数"进行组间分享。

5.积极心理品质主题沙盘操作程序

（1）主持人分享一个主题故事　培训师在课前选出几个优秀品质的词，如感恩、奉献、自律、无私、勇气等作为扩大意识容器的操作主题，再准备与这些主题相吻合的歌曲或音乐。

以感恩主题故事为例，播放《感恩》歌曲作为背景音乐，培训师拿 $1 \sim N$ 个与"感恩"主题有关联的沙具，声情并茂地讲述与这个主题一致的自己真实的故事，渲染气氛、感染每一个人，把每一位学员带入这个主题故事的浓烈气氛中。

（一个母亲形象的沙具）在我的生命中，我的母亲可以说是最重要的人。大概10岁那年，有一次我生病了，发烧得很厉害，只记得脸很烫，眼睛也不想睁，整个世界似乎与我分离。过去家里没有太多的药，爸爸又不在家，妈妈就不断用凉毛巾给我擦四肢，又不断地喂我喝水。我迷迷糊糊，感觉大概应该是天亮了，她背起我就往医院跑。听说医生还埋怨她："再晚送来一会儿，就是很严重的肺炎了"。之后，妈妈每天往返于医院与家里，因为家里还有弟弟要照顾。跑了三天，当我退烧之后，妈妈似乎瘦了一大圈。现在，当我自己有孩子后，才真正体会到妈妈的爱是那么无私、那么温暖。其实我们生活中有许多人、许多事都值得我们去感恩、感谢。我的故事也许让你想起你自己身边值得感恩、感谢的人与事。让我们静静地被这些人与事包围，并让这些意象清晰、放大，让它们停留一会儿。

（2）同唱歌曲渲染气氛　培训师分享自己的故事之后，音乐声渐大，请每一位学员同小组成员一起手拉手，一起哼唱这首《感恩》。

歌唱结束后，培训师（或助手）降低歌曲的音量将其作为背景音乐。

（3）操作指导语（参考）　内容如下。

（3分钟后）现在，请每一位学员到沙具架前拿不限数量的沙具回到小组内，在沙盘中做自己的表达，自己想怎么摆放就怎么摆放。在拿沙具和在沙盘中摆放的过程中，组员间不要进行言语交流，只在沙盘里作自己的表达，在沙盘中表达结束并与自己的这些沙具再作联系。每一个成员完成在沙盘中的表达后，由新庄家决定组内分享的顺序。

（4）组内分享

[指导语（参考）]每个小组成员分享自己的主题故事，组内分享完后进行组间分享。组内分享会使每一个小组成员从其他人的故事中学习到很多，对于"感恩"有更加宽泛的理解，并能够加深自己对"感恩"这个主题的感受。

（5）第一人称单数的组间分享

[指导语（参考）]庄家以第一人称单数的形式，把小组成员所有"感恩"的故事作为自己的感恩故事来讲给其他小组成员听，每一次讲解5～8分钟，小组成员都回到自己组后，庄家还需要以第一人称单数的口吻给小组成员再讲一遍。现在开始。

（组间分享顺序参照其他操作的组间分享。）

（如果小组数量少，可以尝试让每一个小组成员都轮流以第一人称单数的形式，把小组内其他成员的感恩故事作为自己的故事讲出来）。

（6）请学员谈感受　根据组别数量的具体情况，可以请1～3个庄家来分享他以"第一人称单数"讲故事的感受。

[例子]我以第一人称单数把小组所有感恩故事变成自己的故事来讲时，最开始的二三遍会有点强扭的感觉，但四五遍以后我发现小组成员的故事就是自己的故事了。我以前只感恩我父母的某一方面，现在我从小组成员的分享中更爱父母了，还有兄弟姐妹和同事、朋友也更伟大了。

如果时间允许，可以在培训时把24种积极心理品质都作为主题进行上述模式的练习。当然，课后练习也是同等重要的，"复杂的事情简单做，简单的事情重复做，重复的事情认真、用心做"一直是我们秉承的课后练习原则。

6.共商主题（"游戏"）团体沙盘创作要点及程序

在体验式团体沙盘心理技术短期团体培训即将结束时，培训师让学员充分体会沙盘心理技术的"游戏"特点，让学员们来感受沙盘心理技术以游戏的方式所带来的治愈的快乐，体会团体的动力带给大家的愉悦，从而对沙盘心理技术的基本工作态度及团体沙盘工作程序有更清晰的理解与掌握。

（1）操作指导语（参考）

我们接下来的团体沙盘有几项评比：最佳主题、最佳画面、最佳团队、最佳创意、最佳解说等。评比分数由全体成员来决定（包括自己组在内的所有小组都参与评分），每项的最高分5分，最低分1分。

我们要创作和如下几个关键词有关的主题沙盘，这几个关键词是：你的团队队名；沙盘心理技术；美好生活（或美好家园）、或××学校（或某某地区）等。小组成员要根据二个以上的关键词共同商定主题，并一起完成这个主题沙盘。沙具数量不限，其他一切也都由你们小组自己决定，30分钟内完成小组沙盘制作并选出本次培训的小组内的最后一名庄家做解说。完成之后，我们就开始评比。现在各个小组开始商议并制作沙盘。

（2）音乐伴随　在讨论与制作沙盘过程中，用欢快的音乐烘托气氛，音乐的音量可以稍大一些。在组间交流时，音量可以放小一些，直到组间分享全部结束。

（3）组内分享　小组成员此时在小组里分享，进一步完善他们的表达。

（4）组间分享与评比

① 发放评分表。当小组完成沙盘制作并结束组内分享后，要求每个小组选出解说人员。

培训师及助手将事先制作好的评分表（下表）分发给每个小组各一份。

奖项	一组	二组	三组	四组	……
最佳主题					
最佳画面					
最佳团队					
最佳创意					
最佳解说					

② 组间分享

[指导语（参考）] 现在小组成员选出一个组员，作为解说人员代表全组进行解说。解说人员要一直留在组内，迎接其他小组成员的到来并解说。小组解说人员代表的是小组的集体智慧，为其他几组成员解说你们的主题沙盘，要在你的解说中体现出你们组的沙盘主题是什么以及主题的内涵，沙盘的画面美在哪里，这个沙盘最有创意的地方，小组是如何呈现团队精神共同合作完成的。小组其他成员带着给其他小组五个奖项评分的任务依次到其他小组，听其他小组的解说，并分别给每个小组（包括自己的小组）的每个奖项进行

五分制打分（最低1分，最高5分），包括给自己组也要打分，最后将原始评分表交上来。

③ 评比。分享结束时，工作人员收上评分表，并根据原始评分表统计评比结果。

（5）颁奖　颁奖环节是在培训即将结束时所作的一个结尾，也是对培训工作的一个总结！奖项不重要，奖品更不重要，重要的是给学员所带来的快乐与收获。

颁奖嘉宾可以请主办方有关人员以及某些学员来担当，奖品由颁奖者自己临场发挥，颁授的奖品可以是赠送沙盘心理技术的体验或督导，也可以是沙具或培训课程；当然，也可以是其他各种名目的奖品，如拥抱、敬礼、鞠躬、请吃饭等。

颁奖这个程序的主要目的是为了活跃气氛，回到意识化的现实中来，使半天或几天的沙盘体验在快乐的意识氛围中结束，让受训者带着愉悦的心情结束此次培训。

（四）庄家小权限的沙盘操作要点与程序

庄家小权限的沙盘操作通常在团体安全感通过严格设置的几次沙盘操作之后进行，大家彼此有了信任与尊重，适当给庄家一点小权限。如：让庄家比别人多拿一两个沙具，或最后让庄家在不影响主题的情况下，可以动一两个沙具（自己的沙具可随意变动，别人的沙具需商量）。让庄家在多一点权限的沙盘体验中感受到来访者受到保护、尊重、支持的温暖，并在这种氛围中感受到需要被满足的快乐。

因为是短期沙盘团体，比较严格的团体沙盘设置是为了建立足够的安全感。因此，庄家的权限不宜过大，而是应该根据结构式团体的结构设置，让庄家的权限循序渐进地增大。

① 庄家制定沙盘的摆放规则，包括庄家多给自己一点小权限的规则。

② 沙盘制作过程。

③ 拍照。

④ 组内分享。

⑤ 庄家实施小权限的过程。

⑥ 拍照。

⑦ 组内分享。

⑧ 组间分享。

（五）体验式团体沙盘心理技术团体案例报告整理内容

1.人员构成

自然情况（年龄、性别、情绪、语言、成长环境、是否有诊断）；他人主诉状态；沙盘师观察。

2.团体形成过程

略。

3.设置

共几次，每次时间（几小时）；规则由谁制定，程序等；此设置的理由。

4.过程（每一次）

① 具体时间（×年×月×日×时×分始至×时×分结束）

② 规则设置（一次几个，摆放轮次，由谁开始）

③ 画面的形成过程（照片呈现一定要标注庄家的位置）

④ 分享感受（每一个人的感受）

⑤ 沙盘师的感受

5.怎么结束

每一次结束的情况如何？整个疗程结束的情况如何？

6.结束时每一个成员的状态

略。

7.沙盘师对自己工作的反思

略。

8.需要督导的问题

略。

四、体验式沙盘心理技术中期团体操作

16～30次的沙盘团体我们称之为中期沙盘团体。这部分的沙盘操作更注重个人在沙盘心理技术团体小组中的体验与讨论分享，在体验与讨论中渐进式地触摸个体无意识，"发现"情结并学会"处理"情结；再一次引入并强化"庄家"概念，在庄家的"最佳选择"与非庄家"可接受的结果"的不断操作体验中，深入体会沙盘心理技术工作的自由、安全、受保护的意义，并通过体验与分享讨论，初步掌握一对一沙盘工作的操作程序。

（一）中期团体沙盘操作要点

1.中期沙盘团体的工作流程

中期沙盘团体是在初期15次沙盘工作基础之上的、更深入地触摸无意识的团体沙盘成长工作。一般界定为16～30次（15次），也是一个从第1次到第15次的沙盘工作过程。以下即为有了15次沙盘工作经历的新团体的工作流程。

① 中期沙盘团体1～3次，是团体初创期。在反复的严格设置中，给庄家一点点小权限，建立起较强的安全感，并学会在沙盘情境中的"感受"。

② 中期沙盘团体4～6次，是团体成长期。给庄家更多一点权限，加强团体动力，小组更进一步融合，更明确自己的需要，深入了解自己。

③ 中期沙盘团体7～10次，是团体发展期。庄家"最佳选择"的操作，让庄家体会更多的类似来访者的自由与安全。其他小组成员的"可接受的结果"来体会提供安全与保护的意义，同时摸清自己的真正需要。

④ 中期沙盘团体11～15次，是团体稳定期。进一步扩大庄家权限，甚至是"特权"，让庄家逐步感受到如同一对一工作中的自由与安全，建立更加强烈的安全感，更进一步触摸情结、处理情结。

如果是一个1～15次初期团体再接续沙盘工作的，沙盘团体可以直接进入发展期与稳定期的操作。

2.中期团体沙盘的操作程序

① 第一次团队破冰与建设。

② 有主题沙盘操作，小组所有成员至少对同一主题都"坐庄"一次。

③ 无主题沙盘，小组所有成员都至少"坐庄"一次。

④ 庄家"最佳选择"沙盘，小组所有成员都至少"坐庄"一次。

⑤ 庄家"特权"沙盘，小组所有成员都至少"坐庄"一次。

⑥ 分享感受与总结。

（二）以"庄家"为主的中期团体沙盘操作要点和程序

1.以"庄家"为主的中期团体沙盘操作要点

① 确定"庄家"。

② "庄家"界定细则：是否有主题；拿沙具数量；摆放次数、轮次；动沙动作；改动画面的权限等。

③ 由"庄家"带领的沙盘创作阶段。

④ 组内分享阶段。

⑤ 沙盘修改整合阶段：庄家提出针对沙盘画面的"最佳选择"，非庄家针对庄家的"最佳选择"的"可接受的结果"。

⑥ 再次组内分享。

⑦ 小组给沙画命名。

⑧ 进行组间分享。

⑨ 结束沙盘。

2. 以"庄家"为主的沙盘操作程序

（1）以"庄家"为主的沙盘

[指导语（参考）] 请小组成员自己决定出小组"庄家"顺序（每一个人都能轮到），由庄家来制定接下来的沙盘创作规则，如每次拿沙具的数量、摆放沙具的先后顺序，一共摆几轮、动沙是否算动作等。同样，要求在沙盘制作过程中，不用语言交流，每一个人在摆放时静静地体会每一个沙具及每一个沙具摆放后的自己的感受，并尝试用心记住整个沙盘画面形成的过程。庄家有权移动或拿走自己 N 个沙具、或添加 N 个沙具。庄家也可以选择放弃这个权利。

如果时间允许，则小组每个学员轮流坐一次庄。

（2）组内分享与讨论

[指导语（参考）] 请每一个小组成员在小组内分享刚才沙盘过程的体验，分享时，请说出自己的感受，并且试着说出这种感受背后自己的故事。如，"看着这个沙具我非常喜悦，身体各处都感觉很舒服、很轻松，这让<u>我想起我</u>小时候……""从这个位置去看让我很难受，后背很紧，不知所措，这让<u>我想</u>起我曾经……""这个沙具摆上时就让我感到胸闷，很压抑……，这让<u>我想起</u><u>我</u>……"。所有成员不能用判断式的语句如"这个沙具似乎代表了你有……创伤……""这个沙具象征着压抑，你是不是……""这个沙具代表了你……""那个沙具象征是……说明你……"等。拿此沙具或摆放此沙具的小组成员或来访者是否有创伤或压抑，我们要尊重他自己的感受，倾听他自己的分享就足够了。

（3）拍照、拆沙具　分享之后，拍照，并请大家根据自己的意愿，选择参加拆沙盘或不拆沙盘。

3. 庄家"最佳选择"操作（触摸冰冻记忆中的最真实需要）

在本阶段的沙盘操作中，培训师要强化"庄家"概念，通过庄家的"最佳选择"及非庄家的"可接受的结果"来感受、体验、理解无意识，以及在沙盘中的呈现。

（1）操作指导语（参考）

每个小组以自己的方式决定出"庄家"及"坐庄"的先后顺序，采取轮流坐庄的形式，因此小组中的每个人都有机会坐庄。在这一轮里，庄家有"类似来访者"的权限，以来访者的身份去感受和体验，把自己的想法、意愿告诉伙伴们，让他们知道你想在沙盘里表达什么，体验被尊重、受保护、得到帮助和关爱、关照等，去实现你的梦想、实现你的"最佳选择"。庄家还有权制定沙盘创作规则，如，谁是第一个摆放沙具的人、每人每次摆放几个沙具、摆放沙具的顺序、谁可以动沙、动沙算不算一次动作等。当摆放结束之后，庄家对此沙盘是否满意？如果不满意，问问自己，有没有针对某些沙具或沙画的最佳选择？怎样实现你的"最佳选择"？在挪动沙具时，如果是你自己的沙具则可以随心所欲改动；如果是小组其他成员的沙具，则必须要征得沙具主人的同意。小组其他成员要把自己当成沙盘师，在沙盘创作过程中帮助庄家实现愿望。沙盘制作完成后在庄家对某些沙具作出最佳选择时，如果是他自己的沙具则他可以随心所欲改动；如果庄家需要挪动、替换、拿掉你（小组除庄家以外所有组员，都是沙盘师身份）的沙具时，规则要求你在帮助庄家实现其愿望的前提下坚守你自己助人的底线——在你能够接受的范围内去帮助他实现愿望，也就是你找到你的"可接受的结果"。

现在小组开始决定摆放的顺序，每个小组推举出一个"庄家"，庄家制定好规则后，小组开始制作沙盘。

（2）拍照　小组团体沙盘完成之后，小组成员拍照。

（3）庄家的"最佳选择"与非庄家"可接受的结果"的实施

［操作指导语（参考）］请庄家看看你们小组共同创作的沙盘世界，是不是令你满意？如果有不满意地方，哪怕是一个沙具的方向都要认真看一看。如果是你自己的沙具，你可以随心所欲处理；如果是别人的沙具，则你需要同沙具的主人说明你的"最佳选择"，商量是否可以移动位置、替换、拿掉。而小组其他成员要考虑你是否能接受庄家把你的沙具移动位置、替换或拿掉，来帮助庄家实现其愿望？每一个非庄家都要体会接受或不接受的情况下你的个人真实感受是如何的；是真心愿意还是牵强的？愿意或牵强的感受又是什么？现在开始。

（4）完成"意愿"的讨论过程　我们要给每一个小组一定的时间，使庄家能够晓之以理、动之以情地与组员商量、请求，以便在沙盘里完成自己的理想、意愿。每一个小组的情况不一样，也许有的小组用时会长一些，有的小组用时会短一些，培训师在不影响教学进程的情况下，可以等待每一个小组的完成。

（5）再次拍照　经过"最佳选择"与"可接受选择的结果"后的画面再次拍照。

（6）注意事项　进行此训练伊始，尤其是小组第一个"坐庄"的人，常常是不太敢行使自己"最佳选择"的权限，或是没有很认真地反馈自己的内心最真实的需求，所以，"一片祥和"是常见的结局。非庄家可能也是这种情况。

如果庄家选择了"祥和"，我们要尊重他的选择。相信经过不间断的角色互换练习，每一个人在"最佳选择"与"可接受的结果"中都会有不同的感受和不断地成长。

（7）组内分享与讨论　就沙盘进行分享：① 拿沙具时的想法；② 摆放过程中对哪一处的变化最有感受；③ 对整个画面的感受；④ 当庄家进行"最佳选择"时感受如何；⑤ 自己坚持下来或没有坚持下来的感受；⑥ 别人"坐庄"时自己的感受；⑦ 自己"坐庄"的感受。

（8）再拍照，拆沙盘　在进行庄家"最佳选择"与非庄家"可接受的结果"之后，如果沙画有所变动，就再拍一次照片。分享过后，又到了拆沙盘的时间。可以选择"参加拆"或选择"不参加拆"。

（三）中期沙盘团体"庄家特权"核心操作

"庄家特权"的体验，使"庄家"以来访者的身份充分体验了被理解、信任、尊重、包容、支持、关爱，感受沙盘心理技术的自由、安全、被保护的氛围，以及无意识的真实表达及表达满足后心存感激与快乐的感受，从而获得工作后的踏实感及成就感。这样的体验与分享让每一个学习者深切地体会到在沙盘心理技术工作中"不分析、不解释、不评价、不判断、重感受、重陪伴"给来访者带来的治愈力量，并渐进式地体会和理解沙盘心理技术是来访者心灵深处意识和无意识之间的持续性对话，以及由此而激发的治愈过程和人格、心灵与自性的发展过程。

随着沙盘体验进程的发展，庄家的权限逐渐增大到：① 开始就告知大家自己的主题，要求"非庄家"拿沙具的类别与数量，以达到自己最满意的结果；② 制作沙画过程中不满意时可以叫停全部组员的摆放动作，最后由自己完成自己认可的"最佳画面"，或重新制定规则再进行下去；③ 规定"非庄家"只能拿几个沙具或某类沙具；④ 遇到非庄家拿来不符合自己主题的沙具或动作时可以要求"非庄家"更换或暂停；⑤ 制作沙画过程中不满意可以叫停某一"非庄家"的沙具摆放或制作，并且在结束时不用与"非庄家"商量，有权动"非庄家"的沙具直接实现"最佳选择"等。

（其他步骤不变；此操作可以反复进行。）

五、体验式沙盘心理技术长期沙盘团体的操作

这是在累积30次之后的沙盘团体的操作应用。应用这些操作，更注重小组成员相互之间的安全感，进一步提高参与者在沙盘情境中觉察个人"情结"及处理"情结"的能力；并让参与者逐步掌握在沙盘情境中发现阴影及处理阴影的能力，提高共情能力；同时注重个人成长，逐渐修通个人的成长之路，并逐步掌握相关技能。

（一）发现与处理个人和金钱有关的心理事件的沙盘操作

1.发现与处理个人"钱意识"的操作程序

（1）培训师分享亲身经历的与金钱有关的故事　培训师首先与全体学员分享一个自己第一次真切感受到钱的用处很大或者钱是很重要的故事。

（2）小组成员回想自己与钱有关的故事　培训师讲完自己的故事后，请各个小组成员再静默2分钟，然后，把手放入沙箱，闭上眼睛，感受沙与手的接触，并回想自己与金钱有关的真实故事，比如第一次真切感受到钱的用处很大或者钱是很重要的。这个过程是要求每个人非言语地独立完成，要求大家非言语交流。

（3）在沙盘中用沙具呈现与钱有关的故事　每个学员用数量不限的沙具把自己这个关于钱的故事在沙盘中呈现出来。这个过程是要求每个人以非语言的形式独立完成。

（4）组内分享　小组成员全部在沙盘中呈现完毕后再开始组内交流、分享。

（5）组间交流　如果一起活动时的小组比较多，可以进行组间分享：先选出庄家，并由庄家把小组所有成员的故事以第一人称单数向其他小组的成员解说；给其他小组成员全部解说后，还是以第一人称单数再给自己小组成员解说一次。

（6）轮流讲解　如果时间允许，每个组选出第二位庄家给各个小组解说；然后是小组第三位、第四位、第五位庄家给各个小组解说……

2.发现与处理个人"贪钱心理"的操作程序

（1）培训师分享自己"贪钱"经历　培训师与小组成员分享一个自己与贪

钱有关的真实故事，通过这个故事告诉大家：① 第一次真切感受到自己遇到了骗子、自己被骗子骗了钱财，或是因贪小便宜而吃亏的真实故事；② 进行深层的自我分析，至少剖析出自己的一个类似贪婪的心理品质；③ 自己从中获得的经验教训和成长。

（2）请小组每一个成员回想自己因钱受伤的经历 请每个人把手放入沙箱，闭上眼睛触沙，并回想自己与钱有关的真实故事，通过对这个故事的生动回忆，形成如下的真实感受：① 第一次真切感受到自己遇到了骗子、自己被骗子骗了钱财（或是因贪小便宜而觉得自己吃了亏）；② 深层的自我分析，至少剖析出自己的一个类似贪婪的心理品质；③ 自己从中获得的经验教训和成长。

这个过程是要求每个成员非言语的，要独立完成，要求大家非言语交流。

（3）把上述故事特别是感受用沙具在沙盘中呈现 每个组员用数量不限的沙具把这个关于钱的受骗故事及其感受在沙盘中呈现出来。这个过程是要求每个成员非言语的，要独立完成。

（4）组内交流 小组全部成员在沙盘呈现完毕后开始组内交流、分享。

（5）组间交流 组内交流分享后进行组间分享：按轮流坐庄的方式先选出庄家，并由庄家把小组所有成员的故事以第一人称单数向其他小组的成员解说；给其他小组成员全部解说后，以第一人称单数再给自己小组成员解说一次。

（6）轮流讲解 如果时间允许，每个组选出第二位庄家给各个小组以第一人称单数解说；然后是小组第三位、第四位、第五位……庄家给各个小组以第一人称单数解说。

（二）感受色彩、美的原型及意象的操作

1.感受色彩美的原理及形式美的原理

培训师介绍色彩美及形式美的原理，并介绍沙盘的色彩主题的延伸。

2.感受色彩、美的原型及意象的操作程序

① 请小组成员自己制定规则进行沙盘创作，然后请每一位学员在沙盘制作过程中，留意色彩、色彩的调和与对比，以及形成画面后寻找形式美的法则，并进行分享。同时，以此操作寻找自己内在美的感受与美的原型。

② 组内分享。

③ 组间分享。

（三）体验式团体沙盘情境中"情结"的测量与体验的操作

下面以自卑情结为例，我们在实际的沙盘情境中体验感受"情结"的操作程序如下。

1.有关"情结"的内容

我们多次感受和体验了在沙盘情境里扩大意识容器的方法，通过这样的"事上练"我们相信大家的意识容器会有很大程度的扩容，也就是我们内在的天理，即良知（人类24种积极的心理品质）会在几种特定的情境中体现出的主人格。一个人格和谐的人，就是能以这样的主人格去觉察、认识、接受、实现我们深层心理，即那些冰山的水下部分，来自我们无意识心灵的内容，比如情结。

情结是构成我们人格的重要组成部分，是我们个体生命动力和情绪体验的主要来源。在沙盘情境中体验和感受情结，既是扩大意识容器的目的，同时也还是扩大意识容器的方法，是我们成长中的沙盘师必须做的功课。

2.培训师"自卑和超越自卑"的故事

培训师自己先声情并茂地讲一个自己体会最深的有关自卑的故事（因为眼睛小总觉得自己长得不如哥哥、姐姐好看，不是妈妈亲生的，每次听到别人说自己小眼睛、单眼皮时，总会扑到妈妈怀里或躲藏到妈妈身后……）以及超越自卑的、自己真实的故事（通过不断努力要学习好，比兄弟姐妹学习都好，得到父母的表扬）。自卑可以是意识化的，也就是当我们感到自卑时马上就能意识到；自卑也可以是无意识的，那种当下无法意识到的自卑，甚至相当长时间里都没有意识到的自卑。如果说"体验到自卑就是追求卓越的动力"的话，那么对"无意识"自卑的体验更具追求卓越的深入、持久动力性。在中短期沙盘团体小组呈现出的自卑是意识化的，那么要求在长期沙盘团体小组中，呈现的自卑是无意识的。不管沙盘师讲述自己的自卑是有意识的还是无意识的，最重要的是要营造出培训现场"自卑和超越自卑"的浓烈气氛，让大家都沉浸在关于自卑和超越自卑的气氛里，让大家感觉自己正处在自卑和对自卑的超越的情境中。

3."自卑和超越自卑"的沙盘呈现

［指导语（参考）］阿德勒疗法里有一句最经典的话：体验到自卑就是追求卓越的动力！刚才我分享了我的自卑以及对自卑的超越，现在请大家调整一下坐姿和呼吸，静心冥想一分钟，然后把手放入沙箱中，闭上眼睛触沙，并回忆和感受一下自卑以及对自卑的超越……（至少留白5分钟，如果有人没有进入

到冥想状态，就重复上述的话），让这种对自卑的体验、感受以及对超越自卑的体验和感受在脑海里生动、鲜活起来（留白约30秒），记住这种感觉和体验的生动画面……（留白约15秒），并让这个画面清晰、放大、定格。请做几个深呼吸，当我数到1时，请睁开眼睛。请大家不要交流，到沙具架里取数量不限（也可根据每组组员的多少作沙具数量上的限制）的沙具回到组里，把刚才自己脑海里出现的关于自卑以及对自卑的超越在沙盘里呈现出来。这个过程大家都不要说话，直到所有的组员都完成沙盘呈现后开始组内交流。

4.组内、组间分享与交流

每一个小组成员在组内交流，组内交流完毕后开始组间交流。

按轮流坐庄原则先选出一名庄家，要求庄家结合全组的沙盘以第一人称单数讲述全组人的自卑和对自卑的超越给其他组的组员听，直到所有组间交流完毕。如果组别很少，可以换一个庄家再进行组间分享。如果组别太多，也可以选择性地进行一定数量的组间交流。

如果时间允许，每个组员都轮流"坐庄"一次，每个庄家都要结合全组的沙盘以第一人称单数讲述全组人的自卑和对自卑的超越给其他组的组员听，直到所有组间交流完毕。

（四）体验式团体沙盘情境中"阴影"的测量与沙盘呈现操作

阴影是每个人意识中没有的或无法接受的黑暗面，指人类个体无法意识到或者无法接受的心理内容；只要邪恶仍在心中，我们就可能会走上毁灭的道路；唯有坦承我们对邪恶的觉察力、接受和包容力，这样就可以与阴影和平共存，我们的生命之船也就能平安航行；唯有面对，觉察、认识、接受阴影，将其整合至意识自我当中，意识的容器才能扩大，人格才能更广阔、更发展、更稳定、更健全、更和谐。

阴影中98%以上的内容是积极的心灵力量（98%），那2%是难看的外衣。因此，觉察、认识、接受、整合阴影的力量是非常重要且必要！也许我们通过上述简单方法测出的还不能算是真正意义上的阴影，但是下述的在沙盘中的练习和体验的确非常有助于我们觉察、认识、了解、接受和处理自己的阴影，以及在今后的沙盘工作实践中帮助来访者觉察、认识、了解、接受和处理他的阴影。

1.阴影的简单测量法

在沙盘心理技术培训中，对阴影的简单测量步骤如下。

（1）请大家拿出笔和纸，回想或想象一下在你心里你最讨厌、鄙视、不喜欢、无法接受的同性别他人的5个具体的心理品质，写在纸上；去掉5个中最不重要的一个，标注为5，最重要的是1。其他依次标注4，3，2。

（2）回想或想象一下在你心里你最讨厌、鄙视、不喜欢、无法接受的异性别他人的5个具体的心理品质，写在纸上；去掉5个中最不重要的一个，标注为5，其它依次标注4，3，2，1。

2."阴影"的觉察

① 培训师真实分享自己对"阴影"的投射与觉察过程。比如女培训师最讨厌同性别的人过分打扮，这属于培训师自己的"阴影"。

"一看衣着非常入时、暴露很多的女性就不舒服，甚至认为她们风骚……现在想想其实别的女性爱打扮穿戴（不合风俗）并没有影响到我，但我就是看不习惯，会对她们冷眼相看，甚至懒得与她们说话……"

② 请每个组员回忆一下自己最讨厌的同性别他人的5个心理特质，并在沙盘中呈现第五个心理特质的真实故事。用不限数量的沙具把这个故事相关的生动画面在沙盘中呈现出来，并以第三人称讲述给同组同伴听。

③ 组内和组间交流，均以第三人称讲解。

④ 如时间充裕，每个组员都针对同一个心理特质"坐庄"一次，并可依次针对同性别和异性别他人的其他4个心理品质制作主题沙盘，均以第三人称讲解。

3.对"阴影"的认识与收回

（1）培训师在真实分享自己对"阴影"投射的觉察后，继续分享对阴影的"认识、收回"过程。

"特别讨厌不守信用的人。明明定好的事，却经常性的失约、违约。一次约好了与一个人见面，结果我等了一个小时后，他竟然告诉我他来不了了。平时我要求自己比较严格，我最看不上这样的人"。

（2）阴影觉察的沙盘操作包括相关故事，庄家或添加或减少沙具，以第一人称单数来表达，进行组内和组间交流。

（3）如果时间充裕，则每个组员都针对同一个心理特质"坐庄"一次；以及可依次针对同性别和异性别他人的其他四个心理品质制作主题沙盘，均以第一人称单数讲解。

4.对"阴影"的接受与整合

① 主持人真实分享自己对"阴影"的接受与整合过程。

"随着成长，我对自己不那么苛刻了，对别人的要求也没有那么强烈了。在我的管理中制定好规则，按规则行事，大家都没有那么累了"。

② 请每个组员把自己讨厌的和自己同性别、异性别的他人的5个心理特质前面分别加上"I am"，然后回忆一个"I am…"的真实故事（着重体现对"阴影"的接受和整合，以及带给自己和他人的积极意义），把和这个故事相关的生动画面在沙盘中呈现出来，并以第一人称单数讲述自己的这个心理特质（阴影）。

③ 组内和组间交流，以第一人称单数讲述自己的这个心理特质（阴影）。

④ 如果时间充裕，则可每个组员都针对同一个自己的心理特质（阴影）坐庄一次；以及，可依次针对同性别和异性别的其他4个心理品质做"I am…"真实主题沙盘，均是以第一人称单数讲解。

我们在体验式团体沙盘情境中通过感受，来发现自己的"情结"和"阴影"；同时也可以带着来访者进行感受，让他在不知不觉中发现"情结""阴影"与处理"情结""阴影"。在短期团体中以扩大意识容器的操作进行训练，先增加心理能量、扩大自己的意识容器；到中长期团体时，我们可以开始涉及一点情结或阴影，比如"自卑与超越""第一次钱或性经历"等；到了长期沙盘团体时，我们不仅要面对更深入的和钱、性有关的情结，更要真正面对自己的"阴影"，如"我第一次撒谎""我自己的一个卑鄙经历"等。沙盘师越敢于面对和接受、整合自己的"情结""阴影"，就越能减少投射，不去分析、解释、评估、判断别人的沙盘、沙具，而是自己多感受，以"游戏的心态积极、认真、用心参与，带着关爱陪伴、守护、关照，耐心倾听与等待，默默欣赏，用心感受，必要时的真诚分享"，与来访者共情，为来访者心理的治愈与转化提供安全、自由与受保护的空间。

（五）和谐婚恋两性亲密关系的体验式团体沙盘操作

可以在沙盘中呈现的两性关系的主题很多，比如以"两性彼此倾心相爱"为例，我们在实际的沙盘情境中体验感受两性关系的操作程序如下。

1.指导语（参考）

处理好两性关系是我们人格成长的重要标志，在团体沙盘情境中体验和感受，特别是呈现两性关系，是沙盘中扩大意识容器的方法，同时也是扩大意识容器的重要目的，是我们成长中的沙盘师必须要做好的功课。我们每个成年人都曾经有过感人至深的亲密关系的体验，这样亲密的、爱的关系的感受会让我们记忆深刻、久远。

2.营造"亲密"的气氛和情境

要求培训师自己先声情并茂地讲一个自己体会最深的关于两性亲密关系

（最好是爱情或者是准爱情）的实例故事，是自己的爱情故事。这个关于两性亲密关系的爱情故事应该是真实的、主持人自己亲身经历的，因此要营造出培训现场亲密两性关系的浓烈气氛，"他（她）当时最吸引我的是×××"，让大家都沉浸在这种亲密两性关系的气氛里，让大家感觉自己正处在"他（或她）当时最吸引我的是×××，我就是因为他（或她）的这些心理特质才决定嫁给他（或娶她）"的情境中。

3.背景音乐

可以选择一些爱情歌曲，如《你是幸福的我是快乐的》《我今生最爱的人》《爱情一百年》《初恋般的味道》等，音量适中。

4.两性亲密关系的沙盘呈现

［指导语（参考，"~"处尾音拉长）］刚才我分享了我自己的一段亲密两性关系，现在请大家调整一下坐姿、调整一下呼吸，静心冥想1分钟，然后把手放在沙箱中，闭上眼睛触沙，继续沉浸在这种亲密两性关系的气氛里，回忆和感受一下自己正处在他（或她）当时最吸引我的是×××，我就是因为他（或她）的这些心理特质才决定嫁给他（或娶她）的情境中~（培训师这里至少留白1分钟，如果有人没有进入到冥想状态，再重复上述的话），让这种对两性亲密关系的体验和感受在脑海里生动、鲜活起来（留白约30秒），定格这种感觉和体验的生动画面~（留白约15秒）。请大家做几个深呼吸，当我数到1，请睁开眼睛。然后请大家不要交流，到沙具架里取数量不限（也可根据每组组员的多少作沙具数量上的限制）的沙具回到自己的组里，把刚才脑海里出现的关于他（或她）当时最吸引我的是×××，我就是因为他（或她）的这些心理特质才决定嫁给他（或娶她）在沙盘里呈现出来。这个过程中大家都不要说话，直到所有的组员都完成沙盘呈现后开始组内交流。

5.组内交流与组间交流

组内交流完毕后开始组间交流。

按轮流坐庄原则先选出一名庄家，要求庄家结合全组的沙盘以第一人称单数讲述全组人的"他（或她）当时最吸引我的是×××，我就是因为他（或她）的这些心理特质才决定嫁给他（或娶她）"给其他组的组员听，直到所有组间交流完毕。如果组比较多，也可选择性地进行一定数量的组间交流。

如果时间允许，每个组员都轮流"坐庄"一次，每个庄家都要结合全组的沙盘以第一人称单数讲述全组人的"他（或她）当时最吸引我的是×××，我就是因为他（或她）的这些心理特质才决定嫁给他（或娶她）"给其他组的组员听，直到所有组间交流完毕。

6. 拍照等

全部交流完毕后可以拍照片。

可以按照上述的程序，在沙盘情境中体验、感受和呈现两性亲密关系的其他方面，如自己在亲密的两性关系里感觉到自己和他（她）的24种积极心理品质、消极心理品质等。

7. 请大家谈感受

8. 培训师总结

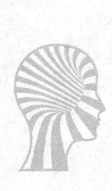

单元五

体验式团体沙盘心理技术的一对一操作

Chapter 05

沙盘师在中长期体验之后，特别是在以"庄家权限增大"为主的沙盘操作练习之后，对沙盘"治愈功能"有了非常深刻的理解。同时，体会、感受"体验式团体沙盘心理技术培训"的工作原则——"不评价、不解释、不分析、不判断、重感受、重陪伴"，以及基本操作应遵循的工作程序——"以游戏的心态积极、认真、用心参与，带着关爱陪伴、守护、关照，耐心'倾听'和等待（静待花开），默默欣赏，用心感受，必要时的真诚分享"，并深入理解沙盘心理技术"提供安全、自由、受保护的空间"的内涵。

　　在此基础上，随着结构团体沙盘中结构设置的逐渐减少，小组沙盘的操作更趋向于一对一的工作形式。经过这样的训练，成长中的沙盘师在进行一对一的沙盘操作就比较容易掌握。

一、一对一沙盘操作要点

① 约请来访者。
② 介绍沙盘心理技术。
③ 询问来访者是否愿意接受沙盘心理技术。
④ 请来访者入座。
⑤ 陪伴来访者进行沙盘创作。
⑥ 进行狭义的沙盘工作。
⑦ 工作结束。

二、成人来访者一对一沙盘工作的操作程序

1.准备

　　沙盘师至少提前10分钟把沙面抚平，沙盘室及沙盘内整洁、干净，等待来访者的到来。沙盘师也整理心情，注重仪表，进入工作状态。

2.介绍沙盘心理技术

　　沙盘师向初次来访者简单介绍沙盘心理技术，可以从沙子开始，也可以从沙具和沙盘开始并询问来访者是否愿意接受沙盘治疗；如果来访者同意，那就邀请来访者开始进行沙盘操作。

3.邀请来访者坐下

　　请来访者选择座位的位置也是很重要的。如果沙盘师认为沙盘的长边为主工作面的话，就用手指向二个长边问来访者："你是坐这边，还是坐那边？"当来访者选择一侧坐下来后，你再向来访者征询你可以坐在哪里："你希望我

坐在哪里？"如果来访者有明确指向，就按来访者希望的位置坐下；否则沙盘师最好选择与来访者成90°角的位置坐下，或者选择自己最舒适的位置坐下。

如果一个沙盘师只能在某个位置坐下来才能很好地进行沙盘工作，不妨先在这个位置坐下来，再请来访者选择他自己的位置坐下来。

如果来访者不想让你在他旁边陪伴，你要尊重他的选择。

4.告知工作时长

告知来访者这次沙盘工作总时长，摆放多少时间，分享多少时间；宣布沙盘心理技术工作开始。

个体沙盘是没有沙具摆放规则的，来访者摆不摆，或是想怎么摆就怎么摆，或是摆在地上等，都应该是被允许和接受的。

5.开展沙盘工作

成人来访者第一次进行沙盘时，往往会说自己不知道怎么玩，有经验的沙盘师会让他摸摸沙，或者是请他走到沙具架前看看，挑选自己喜欢的沙具，回到沙盘里，告诉他想怎么摆就怎么摆。一旦开始了，成人来访者也就能很好地进入沙盘工作状态。摆放结束，可以按照狭义的工作方式进行工作。

（1）全程关注、陪伴　沙盘是一个意识和无意识沟通的工作，来访者在非语言的状态下把自己的心灵内容不断呈现，沙盘师所能做的就是在来访者一点点探索自己心灵内容时，提供默默的支持与陪伴，甚至是欣赏，让他感觉很安全、很自由、更有胆量地走下去，去探索更深的无意识内容。

沙盘的非言语工作为来访者的无意识的自然、顺畅的表达提供了可能。不说话并不等于没有作用，当你的全部心思都在来访者身上时，心灵的被关照、被支持、被欣赏的力量，来访者会感觉到。这种关爱的陪伴让来访者更加勇于探索自己更深层的无意识。

（2）用"心"默记（尽可能避免用纸记录）　在整个沙盘过程中所发现的一切，如，观察来访者拿沙具时的状态、摆放沙具时的状态、沙具摆放的位置以及上述过程中沙盘师自己的感受等，都是沙盘师需要关注的内容。这些内容都可以作为与来访者进行探索的要点，也是沙盘师自己成长的要点。但如果拿着纸本记录，会让来访者感觉被忽略、被监视等的不自在，感觉自己的安全受到了影响。如果沙盘师用"心"参与来访者的工作过程，是能记住的。这些记录的文字可以在此次沙盘工作完成之后进行。

（3）协助与支持　沙盘师要有足够的能力接受来自来访者在此所发生的一切。如：许多来访者希望沙盘师帮助他找某一样沙具；还有些来访者希望他在找沙具时，沙盘师在旁边陪伴；还有的大声哭诉，沙盘师就要陪伴在他身边等。此时，沙盘师需要尽可能地支持与协助，如，他需要拿高处的沙具时提供椅子给他（或抱起儿童来访者）。

（4）提醒时间　有的来访者很快就完成了创作；而有的来访者可能会用时很长。对于后一种来访者，我们需要提醒他结束的倒计时时间。有的来访者即使提醒了也不愿意离开（如儿童，或是自闭症儿童），沙盘师对自己的严格与不严格的时间设置都要有所反思。

6. 进行狭义的沙盘工作

（1）狭义沙盘工作的一般形式　当来访者结束沙盘摆放后，就可以开始狭义的沙盘工作了，一般可以用这样的引导语：感觉如何？想说点什么吗？能说说你的沙盘世界吗？一个问题抛出后，要给来访者思考的时间，有可能会有很长时间的沉默（来访者有自己的内部语言，我们不要着急打扰他），沙盘师能做的就是等待。在刚开始的几次沙盘的狭义工作时，有些来访者可能会回答说"没有什么感觉""不想说什么"，甚至只是以摇头来回应沙盘师的问话（有些被父母强迫送来做沙盘的孩子们常常就是这样的）。遇到这样的来访者，沙盘师一般不再继续追问，或许他确实不知道要说什么。我们要理解、尊重他们不想和我们交流的态度和方式。有些沙盘师可能在来访者出现上述不想交流的回应时还继续追问下去，这可能会让来访者感觉更不安全。

一般来说，来访者在这样的情况下都不太会表达很多，因此沙盘师要珍惜这个难得的机会，带着关爱认真、用心地倾听来访者。当来访者对某一沙具、某一场景有特别的感觉并愿意叙述时，沙盘师要继续给予积极关爱、陪伴、守护，耐心倾听和等待，默默地欣赏，用心地感受。

（2）共同探索　在一般性的提问之后，沙盘师也可以以来访者刚才的状态进行探索。如："我看你刚才拿这个沙具时，犹豫很久，拿起来又放下、又拿起来，那时你的想法是怎样的？""你刚才在摆放这个沙具时，从这个位置又挪到那个位置时是怎么想的？""你刚才提到这个位置让你感觉到××，想不想从另一个角度再看看，谈谈感受？""刚才你说了这个画面的整体表达，现在让我们一个位置一个位置来感受，再谈谈？""我看你刚才在分享××内容时，有一些停顿，能说说那时的感受吗？"这些问题，来访者也许会回应，也许不会回应，但至少每一个问题都会在他的心里留下痕迹。这也是他回去后再思考、再感受的问题点，逐渐把他自己的无意识心灵内容意识化。来访者能分享或不能分享，都是他的自由，沙盘师能做的就是对来访者予以尊重、理解、信任、默默欣赏与耐心等待。

（3）感受自己　成长中的沙盘师在陪伴来访者创作时，如果来访者沙盘画面的某一处让沙盘师有了感受，这种感受首先是沙盘师自己的。沙盘师刚开始工作时，对自己这种感受不会觉察，更不会去认识。因此，往往在狭义工作时总会依据自己有感觉的地方询问来访者。这也是我们在日常生活中把自己的感受压下去、疏离了我们感受的表现，对自己的情绪感受不敢面对，而立即以向外寻找的模式来处理情绪。在工作的询问中，如果来访者的回答与你的感觉相似，无意中似乎加强了你对自己的感觉，增加了"判断"自信——"我能感受到来访者的感受"。而此时，如果来访者否认你的"判断"，你有可能认为他没有说实话。其实，我们倾听来访者自己的表达最重要。

（4）必要时真诚分享自己的感受　而如果来访者没有邀请你说话，你要抱持住自己的这些感受，回去后找你的督导师来解决你自己的成长问题。如果沙盘师被来访者邀请就其沙盘进行"指导"或发表看法时，沙盘师可以真诚地分享自己的感受（如，来访者所摆放的沙盘画面的某一处或某一个沙具引起了沙盘师情绪的体验、身体的感觉，以及与自己生活相连的真实故事的回忆）。如果沙盘师仅仅谈了自己的情绪体验和身体的感觉，而不能联想到自己生活中的真实故事，那么最好不要分享自己的感受给来访者。如果沙盘师和来访者已经建立了良好的关系，沙盘师也能明确地认知到所有的"感受"首先都是自己的，当来访者没有什么要说的时候，沙盘师可以谈谈自己的这些感受（情绪的反应，身体某个部分、某种程度的感觉，以及能够回忆起的与自己相连的真实故事），把对来访者的沙盘画面感受的真实表达当成自己成长的机会。

7.拍照

狭义的沙盘心理技术工作结束后，在征得来访者同意的情况下，请来访者为自己的沙画拍照，沙盘师也根据自己存档的需要为沙画拍照。拍照时应该关注来访者角度、来访者对面，沙盘师角度、沙盘师对面，以及来访者特别关注的地方，或是沙盘师有感觉的地方。

8.拆除沙具

询问来访者是否愿意拆沙盘，如果他愿意拆，就请他帮助把沙盘拆掉并把沙具放回沙具架；如果他不愿意拆则可以离开。本次的沙盘心理技术工作到此就结束了。

9.记录与整理

来访者走后，沙盘师记录沙盘工作过程，包括来访者的自然情况、摆放过程中的沙具、语言、肢体情况、分享和感受的过程等。

10.反思、觉察与督导

"沙盘师"觉察自己在工作中的动作、语言、心理活动，同时也要体会来访者的工作状态，如坐姿、语言、说话的语气、声音等给你的感受是什么？当不能很好地处理这些感受时，应找督导师进行必要的督导。

11. 成人来访者再次一对一沙盘操作

再次来到沙盘室的成人来访者，坐下来后，沙盘师可以问来访者"这几天的感觉如何"。如果他愿意说，不管他说沙盘"有效"还是"无效"，沙盘师只需要倾听他说就可以了；如果他不愿意说，则不要勉强。

三、儿童来访者一对一沙盘工作的操作程序

儿童沙盘一般时间设置为40～50分钟。大多数的儿童来访者一进入沙盘室，沙盘师不用太多的语言，甚至不用说任何话他们就会玩起来。孩子们天生是会玩的，玩游戏是他们的本能和天性。如果有的孩子拘谨、胆怯，或者问一些规则，那么就告诉他可以随意地玩，想拿什么玩具就拿什么，尽情地在沙盘里摆放着玩就可以了。儿童在玩沙盘时常常会自言自语，而且摆设的沙盘也常常不会有成人习惯的所谓"章法"，他们可能摆沙具，也可能只玩沙或沙具，可能在沙盘里摆，也可能摆到沙盘外面……沙盘心理技术是一种表达性艺术。面对这样的儿童来访者，沙盘师只要陪伴着他、耐心倾听、等待他、欣赏他就可以了，不要去干扰他。只要他在表达"玩"，"玩"的过程就是治愈的过程。

在进行儿童狭义沙盘工作时，切记不要用成人的语言与他们进行工作。如果想分享，可以问他们：能告诉我你摆的是什么吗？想不想告诉我你摆了什么？这是什么呀？那是什么呀？（如果孩子在摆放过程中已经通过自言自语告诉了你，就没有必要再提问。）孩子如果在讲解过程中用词很零散，也没关系，沙盘师听着就好，适时地给予"嗯""噢"的回答，或是讲到精彩，可以给一个赞美（仅从语言角度考虑，不针对沙具或画面）。当孩子不愿意或没什么可表达的时候，沙盘师陪着他玩就好。儿童沙盘常常是动态的，没有什么最终的画面，对此，我们仍是带着关爱的陪伴。记住：他只要在"玩"，这个过程就是治愈的过程！

四、体验式团体沙盘师工作后的反思

（一）觉察自己的不舒服

在每一次沙盘工作后，沙盘师都要去发现自己的"舒服"与"不舒服"，特别是在自己的"不舒服"中寻找自己的"情结"，并分享与这个不舒服连接的个人故事，来处理这个"情结"。如果仅仅是"感觉难受"，但并不知道这个

难受的根源或"情结"的内容是什么的时候，也不用太着急，只要能感受着当时的感觉就好，觉察并尝试接纳当时的状态就好，也许在某一天这种持续的感觉会让你一下子就顿悟了，就会找到并理解和处理好自己的"情结"。

（二）沙盘师向来访者学习

沙盘师要以真诚、虚心的学习态度来鼓励来访者继续谈他对自己沙盘的看法和感受，沙盘师从来访者的述说中学习和成长。

（三）必要时真诚分享

如果沙盘师认为条件许可（与来访者建立起了安全的关系），那么可以谈谈自己的感受（刚才沙盘过程中自己的情绪体验、身体的感觉以及与这种情绪感受、身体感觉相连接的自己的故事），特别是"真诚分享自己的故事"非常重要。

（四）工作后的反思要点

当一个来访者再三邀请沙盘师谈一谈对他沙盘的看法和评价时……

来访者的语言让你不舒服时……

来访者认为做沙盘没有意思时……

来访者分享的语言越来越少时……

来访者越来越快地结束沙盘并想早点离开时……

来访者没有做到你期望的次数时……

面对诸如以上情况，沙盘师首先要进行以下反思。

第一，我在刚才的过程中是否做到了以游戏的心态积极、认真、用心参与？

第二，是否做到了带着关爱陪伴、守护、关照？

第三，是否做到了耐心"倾听"和等待？

第四，是否完全做到了（不仅嘴上，而且也在心里）不分析、不解释、不评价、不判断？

第五，是否在默默地欣赏？是否做到了用心感受？

第六，是否真的相信沙盘心理技术的治愈功能？

第七，是否真的相信团体的凝聚力、治愈和转化的动力？

第八，是否真的相信每个人内心的良知即人类"24种积极心理品质"并在"事上练"？

（五）一对一沙盘个案报告整理

1.来访者

自然情况；他人主诉状态；有效诊断；沙盘师（咨询师）观察。

2.来访的过程

谁介绍他来的？电话沟通过吗？

3.设置

共几次，每次时间、程序等；此设置的理由。

4.过程（每一次）

① 具体时间。

② 如何开始的。

③ 画面的形成过程（照片呈现一定要标注沙盘师和来访者的位置）。

④ 来访者的分享感受。

⑤ 沙盘师的感受。

5.如何结束

每一次来访者的沙盘是如何结束的？整个疗程又是如何结束的？

6.结束时来访者的状态

7.沙盘师对自己工作的反思

8.需要督导的问题

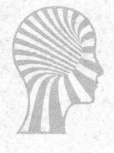

单元六　体验式团体沙盘心理技术培训和应用方案

体验式团体沙盘心理技术培训和应用方案

Chapter 03

心理健康是一切健康的基础，每一个人都需要心理健康与心灵成长。心理学工作者有义务为大多数人的心理健康服务，为提高每一个人的心理健康作出应有的努力。体验式团体沙盘心理技术的工作特点，为我们进行团体心理健康工作提供了可能。几年来，我们探索出具有中国特色的、面向大多数人进行心理健康教育与心灵成长以及心理咨询技能提高的体验式团体沙盘心理技术培训模式，以使大量闲置的沙盘设备用起来，并使沙盘心理技术在全国范围内的几个领域（教育、医疗、司法和公安监管、企事业和社区家庭）深入、广泛、持久应用，为具有中国特色的沙盘心理技术应用走向国际而作出努力。

下面案例汇编中的培训和应用方案，是我们体验式团体沙盘心理技术团队的培训师和沙盘师在自己实际工作中应用过的方案。每一个方案都是根据不同受训人员的需求，制定培训目标，设置培训步骤。谨供大家参考。

 案例1 体验式团体沙盘心理技术培训方案

1.体验式团体沙盘心理技术培训的核心理念

① 只强调沙盘的治愈功能，激发、整合无意识力量。

② 学习者在全程体验中投入参与，在愉悦中学习沙盘。

③ 在团体营造的能量场中，相互映射、认识自己。

④ 在"四不二重"给予的安全与保护中，探索自己。

⑤ 在理解独特的"人格"理论中，关爱自己，完善自我。

⑥ 在沙盘及日常应用操作中，调动人格中的积极品质，扩大意识容器。

⑦ 在一次次直面心灵深处的感受中，处理"情结"，令自己成长。

⑧ 在"庄家"重复的训练中，掌握团体与个体沙盘的操作技能。

2.适合学习体验式团体沙盘心理技术的人员构成

作为心理咨询师，是否想要实现以下愿望：

① 掌握一门好学好用，易上手的团体、个体心理咨询技术，可以一次帮助更多的人。

② 帮助来访者获得一种找到自我问题所在的方法，乐意去探索问题根源。

③ 自己在获得技能的同时也能快乐地成长，人格更加完善。

作为教师，是否想要实现以下愿望：

① 获得一种方法，让心理健康课更加有效与有趣。

② 掌握一种能力，使学生在团体沙盘课上提升自己的创造力和想象力。

③ 学习一种技术，可以在学校顺利开展心理健康工作。

④ 多拥有一项教学辅助工具，成为学科有效教学的利器。

作为家长，是否想要实现以下愿望：

① 了解一种方法，促进亲子之间的沟通与交流，进而促进亲子关系的融洽。

② 认识一种技术，以通过亲子沙盘、夫妻沙盘，让家庭关系更和谐。

③ 寻找一种渠道，让孩子的心智得到较好的成长。

作为医护人员，是否想要实现以下愿望：

① 掌握一门技术，缓解儿童自闭症、多动症、恐怖症及社交困惑等心理障碍。

② 使用一种方法，运用团体沙盘的动力解决患者深层次心理问题。

③ 获得一种能力，促进孕期、产后、更年期女性的心理健康。

作为企事业单位人员，是否想要实现以下愿望：

① 运用团体沙盘培训缓解职业中的压力，如企事业单位的销售人员、企业管理人员等。

② 加强团队凝聚力和协作精神，提升团队创造力，创造健康的团队文化。

③ 让员工有感恩之心，提高归属意识。

作为公安、司法系统人员，是否想要实现以下愿望：

① 使用一种方法缓解高危职业中的压力，使同事们工作思想负担减轻。

② 针对自己工作的人群有了最好效果、最有效率的工作方法。

作为心理机构工作人员，是否想要实现以下愿望：

① 既可以用团体也可以用个体扩大自己的咨询人群，为大多数人服务。

② 借助一项好的技术，创造出更多的心理服务产品。

3.对学习者的具体要求

（1）初级班学员入学要求

① 接受过沙盘理论培训的心理咨询师，希望能把沙盘心理技术具体用于实践应用的心理教育工作者。

② 有心理学基础的、有多年工作经验的心理咨询师、心理健康教育的教师、心理医生等。

③ 从事心理工作的干警、企事业人力资源部门人士等。

④ 喜欢沙盘游戏、想体验或团体沙盘心理技术的家长、心理学爱好者。

（2）中级班以上学员入学要求

① 参加过上一级别培训。

② 完成过课后作业。

4.体验式团体沙盘师培养与认证

（1）体验式团体沙盘心理技术培养计划

体验式团体沙盘心理技术培训有三个层次（250学时，每学时45分钟）。

① 初级培训：3天（或2天2晚），线上16学时，线下24学时，课后实践18学时，共计58学时。

② 中级培训：4天（或3天2晚），线上20学时，线下32学时，课后实践24学时，共计76学时。

③ 高级培训：5天4晚，线上28学时，线下56学时，课后实践32学时。共计116学时。

完成整个培养计划需1~3年时间，完成全部考核需1~5年。

（2）国际沙盘心理技术应用研究院沙盘师考核认证

① "培训证明"：学习者在接受每一个阶段培训后并完成课堂作业，颁发"××级培训证明"。

② 考核认证：在完成课后指定作业、提交考核认证材料，并申请级别考核，考核通过可颁发国际沙盘心理技术应用研究院的"沙盘心理技术XX级证书"。完成一个层次培训并完成规定考核内容，可以申请国际沙盘心理技术应用研究院相应沙盘师资格认证。

5.培训设置与形式

（1）线上课程

① 理论课内容全部在线上录制，每小节20分钟。学员可以注册到"健心海"，反复收听理论课内容。

② 督导服务，可进行网络督导与地面督导。

（2）线下课程

① 组成结构式团体小组，5 ~ 7人。

② 每一个小组一个沙盘。

③ 以来访者的身份体验沙盘心理技术，并确保每一次操作之后有讨论，以便于掌握每一项操作。

④ 最后针对自己工作群体的策划讨论，便于学习后即可应用。

⑤ 自愿组成小组，进行课后成长小组的练习，并进行平行督导与上一级督导。

6.课程体系与内容

第一阶段——初级班

（1）培训目标

① 初步感受沙盘心理技术诸因素，并从中建立在团队中的安全感。

② 让学习者真正理解沙盘的"治愈功能而非评估诊断功能"！

③ 以来访者身份初步体会、感受沙盘的"四不二重"的内涵与原则。

④ 初步掌握"以游戏的心态积极、认真、用心参与，带着关爱陪伴、守护、关照，耐心'倾听'和等待（静待花开），默默欣赏，用心感受，必要时的真诚分享"的工作程序。

⑤ 初步了解与掌握沙盘心理技术广义和狭义的工作程序。

⑥ 了解体验式团体沙盘心理技术培训的初级"人格"理论，促进人格发展。

⑦ 指导学习者应用于自己工作领域的心理健康教育中。

（2）线上理论课程（共计16学时，每学时45分钟）

① 体验式团体沙盘心理技术的核心理念。

② 沙盘心理技术的历史、内涵与理论基础。

③ 沙盘心理技术基本要素、基本设置与基本操作。

④ 体验式团体沙盘心理技术初级"人格"实用理论。

⑤ 在沙盘情境中的心理咨询技术的训练与成长。

⑥ 团体沙盘心理技术的作用与操作。

（3）线下操作培训（24学时）

时间		课程内容
第一天	上午	团队建设 理论回顾1：体验式团体沙盘心理技术核心理念 操作体验1：体验"沙"要素
	下午	操作体验2：与沙具连接的操作体验
		操作体验3：再次与沙具连接操作
		理论回顾2：操作原则与操作过程 案例分享
第二天	上午	操作体验4："不分析、不解释、不评价、不判断、重感受、重陪伴"的内涵及操作方法 理论回顾3：沙盘师初级"人格"实用理论

时间		课程内容
第二天	下午	操作体验5：沙盘治疗师初级实用"人格"理论的体验操作
		案例分享
第三天	上午	操作体验6：扩大意识容器——意识到无意识中"播种"的初级体验操作
		理论回顾4：团体沙盘的意义与类型 讨论：以小组为单位，结合自己的工作实际，设计一个团体12次的操作方案
	下午	操作方案分享 小组凝聚力沙盘结束

（4）初级班课后思考题

① 什么是心理？什么是心理学？心理学的起源与终极意义是什么？

② 如何理解体验式团体沙盘心理技术核心理念？体验式团体沙盘心理技术中的"感受"是指什么？

③ 沙盘师的主人格及影响因素各有哪些？

④ 什么是意识容器？如何扩大自己的意识容器？

⑤ 你是如何理解沙盘心理技术的三大理论基础的？

⑥ 沙盘情境中安全感是如何建立起来的？

⑦ 怎么理解沙盘心理技术的无意识水平工作？

⑧ 在沙盘情境中真诚分享自己故事的意义何在？你认为在体验式团体沙盘情境中多轮次讲解的意义与作用有哪些？

⑨ 如何理解结构式团体在沙盘情境中的应用？

⑩ 你在自己的工作中是如何应用或打算应用沙盘心理技术的？

（5）初级班课后作业（18学时）

① 自愿组成小组进行团体体验10次；个人体验2次以上。

② 参加培训机构组织的网络督导2次（4学时）+1次（2学时）网络答疑。

③ 完成一二轮理论课的收听。结合理论及实践，回答一个思考题。

④ 在自己的工作岗位上进行一个沙盘团体的工作，至少连续6次；个体沙盘至少连续8次。

（6）课后参考书目

① 刘建新，于晶著.沙盘师训练与成长——体验式团体沙盘心理技术实用教程.北京：化学工业出版社，2016.

② 刘建新，于晶著.沙盘师实践与成长——体验式团体沙盘心理技术操作手册.北京：化学工作出版社，2017.

③ 度阴山著.知行合一——王阳明.北京：北京联合出版公司，2014.

④【美】博伊科，古德温著.沙游治疗——心理治疗师实践手册.田宝伟等译.北京：中国轻工业出版社，2012.

⑤ 布莱德威.沙游——非语言的心灵疗法.曾仁美等译.南京：江苏教育出版社，2010.

⑥ 高岚，申荷永著.沙盘游戏疗法.北京：中国人民大学出版社，2012.

⑦ 茹思·安曼.沙盘游戏中的治愈与转化：创造过程的呈现.张敏等译.北京：中国人民大学出版社，2012.

⑧【瑞士】卡尔夫.沙游——在心理治疗中的作用.高璇译.北京：中国轻工业出版社，2015.

（7）初级沙盘师考核标准与认证（略）

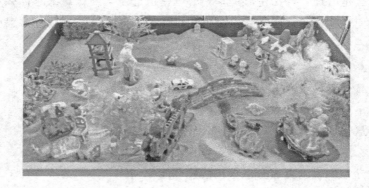

第二阶段——中级班

（1）课程目标

① 进一步深化自己对沙盘心理技术的治愈功能的准确理解和体验。

② 更深入地建立在团队内的安全感，了解分析心理学及沙盘情境下的治愈因素。

③ 进一步在团体沙盘心理技术情境中感受、认识自己的情结，并初步掌握处理情结的方法。

④ 进一步体会和感受体验式沙盘心理技术的"人格"理论和技术内涵及其深入应用。

⑤ 进一步理解和感受个体无意识，渐进式体验无意识和意识的对话、沟通。

⑥ 体会、感受和实践"庄家"的"最佳选择"和非庄家的"可接受的结果"，进一步理解自由、安全、受保护的意义及对沙盘心理技术工作原则的深

刻理解，并体会"广义和狭义的沙盘心理技术工作"的内容、程序和方法等。

⑦ 初步了解与掌握体验式团体沙盘心理技术培训的策划与组织。

⑧ 在督导下能较好地将沙盘心理技术以团训的形式用于自己的实际工作中。

（2）线上理论课程（20学时）

① 分析心理学与沙盘心理技术的治愈因素。

② 音乐、绘画、舞动等疗法在体验式团体沙盘情境中的应用。

③ 体验式团体沙盘心理技术的中级"人格"理论及个人成长。

④ 感受性与沙盘情境中的"情结处理"。

⑤ 积极心理学与扩大意识容器。

⑥ 体验式团体沙盘心理技术团体培训策划与实施。

⑦ 沙盘师的个人成长模式与理论。

⑧ 体验式沙盘心理技术的督导技术与方法（一）。

（3）线下操作培训内容　4天（或3天2晚），32学时。

时间		课程
第一天	上午	团队建设 布置课堂作业
		理论回顾1：（1）分析心理学及沙盘情境下的治愈因素 （2）沙盘心理师中级"人格"实用理论
	下午	操作体验1：进一步扩大意识容器的操作（1）
		操作体验2：进一步扩大意识容器的操作（2）
		案例分享
第二天	上午	理论回顾2：1）感受性与沙盘情境中的"情结"处理 2）音乐、绘画、舞动等治疗技术在团体沙盘心理技术的应用
		操作体验3：音乐、绘画、舞动在沙盘情境中的体验
	下午	操作体验4：庄家"最佳选择"和非庄家"可接受的结果"的操作（1）
		案例分享 小组讨论与回顾：感受性与沙盘情境中的"情结"处理
第三天	上午	操作体验5：庄家"最佳选择"和非庄家"可接受的结果"的操作（2）
		操作体验6：庄家"最佳选择"和非庄家"可接受的选择"的操作（3）
	下午	理论回顾3：积极心理学与沙盘情境中的扩大意识容器 操作体验7：积极心理学与沙盘情境中的扩大意识容器操作
		培训师事上练案例分享 小组讨论与回顾：个人成长中遇到的问题

単元六　体验式团体沙盘心理技术培训和应用方案

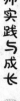

时间		课程
第四天	上午	理论回顾4：沙盘心理技术团体训练的策划与实施；
		操作体验8：沙盘心理技术团体训练策划讨论
	下午	操作体验8：团体主题沙盘
		中级沙盘心理技术操作过程的回顾总结和答疑

（4）中级班课后思考题

① 如何理解卡尔夫整合思想在沙盘情境中的应用？

② 简述发现"情结"、处理"情结"的意义及其在沙盘情境中的操作。

③ 什么是沙盘情境中感受？如何提高感受性？提高感受性的意义在哪里？请举两个实例来说明。

④ 如何理解应用沙盘心理技术进行团体训练的设置？你在自己的工作实践中是如何进行团体沙盘策划的？体会是什么？

⑤ 你是如何理解在沙盘心理技术情境中营造安全氛围的意义？

⑥ 简述沙盘个案整理过程中的感受与体会。

⑦ 简述在沙盘情境中以及在日常生活中"我－信息"的应用实例。

⑧ 请举例说明，自己在沙盘情境中或生活中是如何感受和理解陪伴的。

⑨ 在自己的工作实践中，是否遇到团体中的问题？你是如何处理的？为什么？

⑩ 你认为在沙盘团训过程中如何把握操作进程？

⑪ 你体会的庄家的"最佳选择"、非庄家"可接受的结果"的意义是什么？

⑫ 通过沙盘工作实践，你体会到的沙盘心理技术的治愈力量在哪里？

（5）中级班课后作业（24学时）

① 课后自愿组成团体，进行团体体验15次，个体体验6次（在当地找有资格的沙盘师进行体验，并写出体验报告）。

② 在自己的工作岗位上完成沙盘团训工作，一个大团体至少连续工作4次；一个团体沙盘小组至少连续工作8次，个体沙盘至少连续10次。

③ 参加网络督导至少3次（6学时），并参加一次网络答疑（2学时）。

（6）中级班课后参读书目

① 刘建新，于晶著．沙盘师训练与成长——体验式团体沙盘心理技术实用教程．北京：化学工业出版社，2016．

② 刘建新，于晶著．沙盘师实践与成长——体验式团体沙盘心理技术操作

手册.北京：化学工作出版社，2017.

③ 伊娃・帕蒂丝・肇嘉著.沙盘游戏与心理疾病的治疗.刘建新等译.广州：广东高等教育出版社，2006.

④ 张日昇著.箱庭疗法.北京：人民教育出版社，2006.

⑤ 申荷永著.沙盘游戏（理论与实践）/心灵花园沙盘游戏治疗丛书.广州：广东高等教育出版社，2004.

⑥ 申荷永著.荣格与分析心理学.北京：中国人民大学出版社，2012.

⑦ 卡罗尔・S.皮尔逊.影响你生命的12原型.张兰馨译.北京：中国广播电视出版社，2010.

⑧ 申荷永.荣格与分析心理学.北京：中国人民大学出版社，2012.

（7）中级沙盘师考核标准与认证（略）

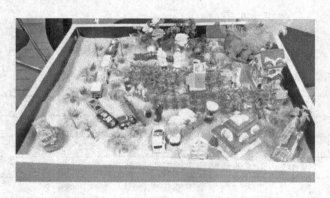

第三阶段——高级班

（1）课程目标

① 熟悉并掌握团体沙盘心理技术中安全模式的建立和维系。

② 进一步熟悉分析心理学中的情结、移情和共鸣等基本理论；初步了解原型及原型意象及其在沙盘心理技术情境中的具体应用。

③ 更深入体验在沙盘心理技术过程中对自己的情结、过去未完成事件的感受，并逐渐掌握沙盘心理技术情境中处理情结的态度、原则和方法，努力使自己的沙盘师主人格与其他次人格达成和谐、稳定。

④ 了解阴影的理论、简单测量和对自己阴影的接受，以及在沙盘心理技术中的呈现。

⑤ 了解沙盘主题延伸，如色彩等相关理论和技术，并初步体验沙盘心理技术工作中关于积极想象、美学欣赏等技术的操作。

⑥ 在实际的心理咨询工作和心理健康教育中，能进行一对一的沙盘心理技

术工作。

⑦ 在精深理论、强化态度、掌握技术在基础上，提高工作水平和研究意识。

（2）线上理论课程（28学时）

① 分析心理学的原型、原型意象以及移情、共情等理论与沙盘心理技术。

② 体验式团体沙盘心理技术的高级"人格"理论与个人成长。

③ 沙盘情境中"情结"理论、测量与呈现。

④ 沙盘情境中"阴影"理论、测量与呈现。

⑤ 沙盘情境中色彩等主题延伸与治愈。

⑥ 两性关系中的分析心理学解读及沙盘情境中的呈现。

⑦ 体验式团体沙盘在突发事件应激晤谈中的应用。

⑧ 一对一沙盘操作基本要点。

⑨ 体验式团体沙盘的课题研究。

⑩ 体验式团体沙盘心理技术的督导技术与方法。

（3）线下实操培训内容：5天4晚，56学时

时间		课程
第一天	上午	操作1：团队建立与感受性训练；
		理论回顾1：沙盘师成长（高级）"人格"理论；
		操作2：团体沙盘情境下感受、处理"情结"体验1
	下午	操作3：团体沙盘情境下感受、处理"情结"体验2
		操作4：团体沙盘情境下感受、处理"情结"体验3
	晚上	小组：沙盘情境中的"感受"讨论（1） 案例分享
第二天	上午	理论回顾2：分析心理学的原型、原型意象以及移情、共情等理论与沙盘心理技术
		操作5：团体沙盘情境下对"阴影"的测量与呈现1
	下午	操作6：团体沙盘情境下对"阴影"的测量与呈现2
		操作7：团体沙盘情境下对"阴影"的测量与呈现3
	晚上	小组：沙盘情境中的"感受"讨论（2） 案例督导
第三天	上午	操作8：团体情境中一对一的共情、以及原型意象体验
		操作10：在团体沙盘情境中熟练掌握一对一的一般工作模式
	下午	操作9：沙盘中色彩及美学欣赏操作体验
	晚上	小组：体验式团体沙盘课题研究方案设计 案例督导

 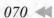

时间		课程
第四天	上午	理论回顾3：沙盘情境中两性关系的理论与呈现
		操作11：婚恋家庭等两性关系和亲子沙盘心理技术应用操作1
	下午	操作12：婚恋家庭等两性关系和亲子沙盘心理技术应用操作2
		理论回顾4：体验式团体沙盘在突发事件应激晤谈中的应用
第五天	晚上	小组：督导方法的讨论
	上午	操作13：体验式团体沙盘在突发事件应激晤谈中的应用操作
	下午	理论与操作综合：回顾与总结

（4）高级班课后作业（32学时）

① 课后自己组成团体小组，进行体验20次（当地组成小组进行团体体验；若当地人数不够，待下次面询前进行集中体验，并写出体验报告）。

② 个体体验15次（在当地找有经验的沙盘师进行体验，并写出体验报告）。

③ 10次网络督导成长小组（按学员职业分组，由培训机构指定小组带领者）。

④ 完成10学时的对下一级沙盘师的督导，并写出督导总结，并接受督导。

⑤ 收费团体个案或一对一个案，至少连续15次。

⑥ 提供1～2次公益的网络分享与授课。

⑦ 写一份5000字的个人成长报告。

⑧ 就课后思考题或自己的工作实践，写一份与体验式团体沙盘心理技术应用实践有关的论文。

（5）高级班课后思考题

① 如何理解在沙盘情境中的共情与共鸣？它们在沙盘情境中的作用与意义是如何体现的？

② 如何理解荣格的个体无意识与集体无意识？在沙盘情境下你是如何发现个体无意识的？请举例说明。

③ 请觉察在自己身上感受到的原型意象；是在什么情境下？有什么样的体现？

④ 在沙盘情境中如何体现无意识水平的工作？请说明为什么要进行无意识水平的工作。

⑤ 谈谈你对体验式（团体）沙盘心理技术的内涵及培训的特色新的理解和感悟。

⑥ 如何理解沙盘心理技术的治愈机制？你自己有哪些体会？

⑦ 通过你的婚恋和家庭关系，你是如何理解你原生家庭中的各种关系的？

⑧ 你认为现在亲密关系呈现的是哪一种模式？你的成长或努力的方向是什么？

⑨ 你对自己的主人格和次人格的了解有多少？为了使自己的治疗师主人格更稳定，你作了怎样的努力？

⑩ 你是否有沙盘心理技术方面的课题考虑，是否有结题；或是考虑课题的方向是什么？

⑪ 说说你对影响自己主人格结构稳定的两个重要的次人格的了解，以及它们是如何整合的？谈谈你对自己其他重要"情结"的了解和整合？

⑫ 什么是阴影？了解自己阴影的意义是什么？你了解和觉察自己的"阴影"吗？在沙盘情境中你是如何面对自己的"阴影"的？请举1～2个实例说明。

⑬ 谈谈你对自性化的理解。通过你的沙盘体验来谈谈沙盘情境中你自己的自性化发展过程。

⑭ 你是如何把沙盘中自性化的发展与自己的事业和婚恋家庭结合的？

（6）高级班课后参读书目

① 申荷永著．自性化与感应心法——洗心岛之梦．广州：广东出版集团，广东科技出版社，2011.

②【美】约瑟夫·坎贝尔，比尔·莫耶斯著．神话的力量．朱侃如译．沈阳：北方联合出版传媒（集团）股份有限公司，万卷出版公司，2011.

③ 朱大可著．神话．北京：东方出版社，2012.

④【瑞士】荣格．红书．林子钧，张涛译．北京：中央编译出版社，2013.

⑤【日】铃木大拙，【美】弗洛姆．禅与心理分析．孟祥森译．海口：海南出版社，2012.

⑥ 施春华，丁飞．荣格：分析心理学开创者．广州：广东教育出版社，2012.

⑦ 杰弗瑞·芮夫．荣格与炼金术．廖世德译．长沙：湖南人民出版社，2012.

⑧ 茹思·安曼．沙盘游戏中的治愈与转化：创造过程的呈现．张敏等译．北京：中国人民大学出版社，2013.

⑨【瑞士】卡尔·古斯塔夫·荣格．分析心理学的理论与实践．成穷，王作虹译．南京：江苏译林出版社，2014.

⑩【英】史蒂文斯．简析荣格（通识读本典藏版）．杨韶刚译．北京：外语教学与研究出版社，2013.

（7）高级沙盘师考核标准与认证（略）

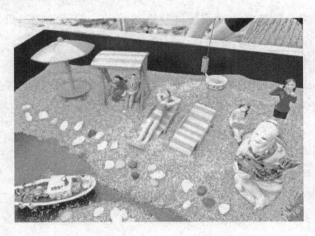

 案例2 "心教育"平台二年期"体验式团体沙盘心理师高级研修班"培训方案

中科博爱（北京）心理医学研究院（以下简称"中科博爱"）与国际沙盘心理技术应用研究院共同打造二年期的"体验式团体沙盘心理师高级研修班"培训项目。本项目以线上理论课程与线下体验课程结合，并进行线上线下应用指导与督导。宽进入，严考核。培养期为二年。由国际沙盘心理技术应用研究院进行专业的沙盘培训与辅导，中科博爱的"心教育"平台进行学员管理。

第一部分：基础内容

1.体验式团体沙盘心理技术是什么？

略。

2.适合学习体验式团体沙盘心理技术？

略。

3.体验式团体沙盘技术的学习收益？

略。

4.招生对象

① 喜欢沙盘心理技术、接受过沙盘理论培训、希望能把沙盘心理技术具体用于实践应用的心理教育工作者。

② 有心理学基础的、有多年工作经验的心理咨询师。

③ 学校心理健康教育的教师，想借助心理技术帮助学生成长的普通教师。

④ 医院或保健院医生，希望通过心理技术更好地解除病人疾患；或是以沙盘心理技术提供心理保健，预防疾病产生。

⑤ 从事心理工作的干警，部队心理工作人员。

⑥ 从事企事业团体的管理人员，或人事管理人员。

⑦ 从事社区工作的社工人员、残联工作人员。

⑧ 希望拥有和谐幸福家庭的夫妻。

第二部分：线上前置课程

介绍、普及体验式团体沙盘心理技术独特的核心理念、简洁实用的理论、以治愈为唯一目的的体验式团体沙盘技术和技术流程、培训的特色及应用领域和广阔前景。

1.课程形式

线上讲授，每节20分钟。

2.课程内容

以实际剪辑为准。具体内容如下。

① 沙盘心理技术的历史与游戏作用。

② 沙盘心理技术的内涵与发现无意识的作用。

③ 人的成长发展内驱力与沙盘心理技术（沙盘的理论基础）。

④ 认识自己、让自己成长的沙盘之路。

⑤ 0～150岁的沙盘应用。

⑥ 沙盘情境中被支持、保护的幸福到仿佛登天感觉。

⑦ 互为映射的团体沙盘力量。

⑧ "得过病的医生是好医生"的沙盘体验。

⑨ 沙盘体验过程中一次次被满足愉悦后的人格成长。

⑩ 沙盘体验过程中的自我对话扩大了意识容器。

⑪ 自我在沙盘体验中为纠缠以久的问题找到答案。

⑫ 重复的沙盘体验成就你的专家梦。

⑬ 团队凝聚力的沙盘之道。

⑭ 归属感的沙盘力量。

⑮ 员工减压的自悟自愈的沙盘方法。

⑯ 员工家属的沙盘关怀。

⑰ 生健康宝宝的沙盘心理胎教。

⑱ 准爸爸心理成长的沙盘游戏。

⑲ 新妈妈产后的沙盘干预。

⑳ 沙盘情境中智慧父母的成长。

㉑ 重燃爱情之火的夫妻沙盘。

㉒ 沙盘协调家庭和谐氛围。

㉓ 沙盘奠定儿童未来成功的情商训练。

㉔ 特殊儿童的沙盘辅导。

㉕ 沙盘团体与学生心理健康课。

㉖ 学习不好，沙盘来解决。

㉗ 考前减压沙盘最有效。

㉘ 沙盘促教师教书育人的人格发展。

㉙ 促家校合一的沙盘方法。

㉚ 沙盘同质小组或个体化辅导解决学校难题。

㉛ 想象力、创造力沙盘激发促进语文等学科教学。

㉜ 沙盘一改思品课说教，由学生自己调动内在"良知"。

㉝ 体验式团体沙盘心理技术与医疗系统工作人员的心理减压。

㉞ 超越语言的民族沙盘。

㉟ 各民族团结的沙盘应用。

㊱ 各民族青少年的沙盘心理调适。

㊲ 社区帮扶矫正的沙盘应用。

㊳ 看守所在押人员的沙盘心理辅导与调适。

㊴ 监狱服刑人员的沙盘心理辅导与调适。

㊵ 吸毒人员的沙盘心理辅导与调适。

㊶ 女性犯罪人员的沙盘心理辅导与调适。

㊷ 在押人员等家属的沙盘心理辅导与调适。

㊸ 突发事件应急晤谈的沙盘应用。

㊹ 沙盘情境中情结、阴影的测量与呈现。

第三部分：培养阶段

一、课程时间

二年期体验式团体沙盘心理师高级研修班。

二、课程设置

以"心教育"发布培养计划为准。具体内容如下。

①【线下】操作体验课程2次，6天4晚（64学时）/次；128学时。

②【线上】理论课程：24门理论课（3学时/门）；72学时。

③【线上】实操案例督导：1次/季，3学时/次；24学时。

④【线上】行业应用研讨：以行业为单位，2次/年，4学时/次；16学时。

⑤【线下】团体体验与督导：以地区为单位，2次/年，2天/次；64学时。

⑥【线下】督导师督导下的小组成长体验；36学时（课后作业）。

⑦【线下】由指定督导师完成免费个体体验15次（课后作业），付费个体体验20次（认证提交材料）。

⑧【线下】考核评审，认证，毕业；16学时。

三、第一阶段课程

1.课程目标

① 初步感受人、沙、水、沙具等沙盘心理技术诸要素，在沙盘心理技术团体里建立各个要素之间的联系，并从中建立在团队中的安全感。

② 让每一个学习者从来访者和沙盘师两个角色初步体会、感受"体验式沙盘心理技术培训"的"不评价、不解释、不分析、不判断、多感受、多陪伴"的工作原则的内涵及基本操作，并相信沙盘心理技术的治愈功能。

③ 初步建立"体验式团体沙盘心理技术培训"的"以游戏的心态积极、认真、用心参与，带着关爱陪伴、守护、关照，耐心'倾听'和等待（静待花开），默默欣赏，用心感受，必要时的真诚分享"的工作程序，并体会和感受沙盘心理技术的"提供安全、自由、受保护的空间"的内涵。

④ 在体验式团体沙盘心理技术工作过程中进一步理解和感受个体无意识，渐进式体验无意识和意识的对话、沟通。

⑤ 体会、感受和实践"庄家"的"最佳选择"和非庄家的"可接受的结果"，进一步理解自由、安全、受保护的意义及对沙盘心理技术工作原则的深

刻理解。

　　⑥ 进一步了解与掌握沙盘心理技术广义和狭义的工作程序，初步接触体验式沙盘心理技术的渐进式无意识水平工作原则和方法。

　　⑦ 了解与掌握体验式团体沙盘心理技术培训的"人格"理论，以及这个理论在沙盘情境中（如面对沙和沙具时/扩大意识容器等）的重要作用；在团体沙盘心理技术情境中初步接触、体验和感受、了解认识自己的次人格（情结），以及了解影响沙盘师主人格结构稳定的重要次人格结构因素。

　　⑧ 指导学习者把体验式团体沙盘心理技术初步应用于自己本职工作领域的心理健康教育中。

　　⑨ 初步了解与掌握体验式团体沙盘心理技术培训的策划与组织。

　　⑩ 在督导下能较好地将沙盘心理技术以团训的形式应用于自己的实际工作中。

2.第一阶段线下体验课程（6天4晚）

时间		课程	具体内容和意义
第一天	上午	1.破冰，分组，建团队 2.布置课堂作业	本培训是体验式的，我们组建多个团体小组，利于培训目标的实施；课堂作业见后
		理论提示1：① 心理学的起源和终极意义与沙盘心理技术的学习；② 沙盘心理技术历史、内涵、三大理论基础；③ 体验式团体沙盘心理技术核心理念	理解心理学的起源和终极意义与沙盘心理治疗师成长的作用；了解历史，重点理解内涵；重点阐述体验式团体沙盘心理技术的基本理念、态度、工作流程界定、工作模式和原则，以及沙盘心理技术的"感受"概念的内涵和外延
		操作体验1：与沙盘各要素建立连接的体验操作1	初步体验沙盘心理技术中人、沙等要素，并在团体情境中初步建立人与沙盘其他要素之间的联系，以及体验式团体沙盘心理技术的"意识和无意识的多层次沟通"
	下午	操作体验2：与沙盘各要素建立连接的体验操作2	进一步体验沙盘心理技术中人、沙、沙具等要素，继续在团体里建立沙盘各个要素之间的联系
		操作体验3：无主题的意识与无意识沟通的操作体验	无主题的沙盘摆放
	晚上	理论提示2：① 沙盘心理师初级"人格"实用理论；② 沙盘室的基本设置及沙盘基本操作	初步了解体验式团体沙盘心理技术培训的初级"人格"实用理论，以及在沙盘情境中（如面对沙和沙具时/扩大意识容器等）的重要作用；了解沙盘室、沙盘、沙具、沙具架等设置；了解沙盘师作用等，并介绍体验式沙盘心理技术工作的基本操作程序和原则

续表

时间		课程	具体内容和意义
第二天	上午	操作体验4：沙盘师初级实用"人格"理论的体验操作	在团体沙盘心理技术情境中初步接触、感受自己的情结；初步理解和掌握沙盘心理技术的扩大意识容器的含义及方法
		操作体验5："意识到无意识中播种"的初级体验操作	在扩大意识容器的同时，继续觉察自己对沙盘心理技术的基本态度，及沙盘心理技术情境中意识容器内涵及扩大意识容器的原则和方法
	下午	操作体验6："不分析、不解释、不评价、不判断、重感受、重陪伴"的内涵及操作方法-1	进一步了解与掌握沙盘心理技术广义和狭义的工作程序，体会、感受"体验式团体沙盘心理技术"的"不分析、不解释、不评价、不判断、重感受、重陪伴"的内涵及操作方法；掌握提供自由、安全、受保护空间的方法与操作
	晚上	操作体验7："不分析、不解释、不评价、不判断、重感受、重陪伴"的内涵及操作方法-2	
第三天	上午	理论提示3：团体沙盘心理技术理论及其应用	团体沙盘心理技术的操作、意义及团体沙盘的应用
		理论提示4：分析心理学及沙盘情境下的治愈因素	简要介绍分析心理学的基本理论与基本原理、治愈因素，并着重介绍沙盘情境中治愈因素
	下午	操作体验8：沙盘情境中的治愈因素的体验与操作	这是极具操作性的人格公式，通过此公式更深入觉察自己，发现自己，令自己成长
		理论提示5：沙盘心理师中级"人格"实用理论	
		操作体验9：进一步扩大意识容器（1）	进一步体验在沙盘心理技术情境中扩大意识容器、自我觉察的作用与意义，进一步体验意识与无意识的沟通与对话
第四天	上午	理论提示6：感受性提高及沙盘情境中的"情结"处理	感受性及"情结"处理
		操作体验10：感受性提高及沙盘情境中的"情结"处理操作	体验：在沙盘情境中通过体验感受"情结"与处理"情结"
	下午	理论提示7：音乐、绘画、舞动等治疗技术在团体沙盘心理技术的应用	了解音乐、绘画、舞动等治疗技术在团体沙盘心理技术中的作用
		操作体验11：音乐、绘画、舞动在沙盘情境中的体验	体验：音乐、绘画、舞动在沙盘情境中的应用
	晚上	小组讨论1：团体沙盘的基本操作程序	

时间		课程	具体内容和意义
第五天	上午	操作体验12：进一步扩大意识容器（2）	进一步体验在沙盘心理技术情境中扩大意识容器，进一步体验意识与无意识的沟通与对话
		理论提示8：积极心理学及沙盘情境下的扩大意识容器	介绍积极心理学及沙盘情境下的扩大意识容器理论及操作
	下午	操作体验13：庄家"最佳选择"和非庄家"可接受的结果"的操作（1） 操作体验14：庄家"最佳选择"和非庄家"可接受的结果"的操作（2）	体验：庄家"最佳选择"和非庄家的"可接受的结果"的操作训练及被保护、被支持的感受，同时觉察自己的情结，并初步掌握处理情结的方法，强化沙盘心理技术的治愈功能的态度
	晚上	小组讨论2：分行业拿出一个团体应用方案	
第六天	上午	理论提示9：沙盘心理技术团体训练策划讨论	介绍几个团体训练的策划方案
		操作体验15：团体主题"游戏"沙盘	在团体的讨论中共同完成最后的合作沙盘
	下午	小组讨论与回顾：个人成长中遇到的问题 沙盘心理技术操作过程的回顾总结和答疑	回顾4天的理论与操作，以及今后如何将沙盘心理技术深入、广泛、持久应用于自己工作领域的心理健康教育、心理咨询与辅导、心理治愈中

3.第一阶段线上课程（以实际培养计划为准）

课程编号	课程内容
1	沙盘心理技术的历史、内涵及理论基础
2	体验式团体沙盘心理技术的理论基础与核心理念
3	沙盘心理技术的基本设置及基本操作
4	体验式团体沙盘心理技术的初级"人格"发展与情结处理
5	团体沙盘心理技术的作用、意义与操作
6	分析心理学的心理结构理论与沙盘心理技术
7	分析心理学在沙盘情境中的治愈因素
8	音乐、绘画、舞动等疗法在体验式团体沙盘情境中的应用
9	体验式团体沙盘心理技术的中级"人格"理论及情结处理
10	感受性与沙盘情境下的"情结"处理
11	体验式团体沙盘心理技术团体培训策划与实施
12	积极心理学等在沙盘治愈中的意义与作用

4.第一阶段课后作业

① 课后自己团体体验10次（当地组成小组进行团体体验。当地人数不够，待下次面询前进行集中体验）。

② 个体体验6次（在当地找有资格的沙盘师进行体验，并写出体验报告）。

③ 参加线上及线下成长活动。

四、第二阶段课程

1.课程目标

① 进一步熟悉并逐渐掌握团体沙盘心理技术中安全模式的建立和维系。

② 进一步熟悉分析心理学中的情结、移情和共鸣等基本理论，初步了解原型及原型意象及其在沙盘心理技术情境中的具体应用。

③ 进一步深入体验在沙盘心理技术过程中对自己的情结、过去未完成事件的感受，并逐渐掌握沙盘心理技术情境中处理情结的态度、原则和方法，努力使自己的沙盘师主人格与其他次人格达成和谐稳定。

④ 了解阴影的理论、简单测量和对自己阴影的接受，以及在沙盘心理技术中的呈现。

⑤ 了解沙盘主题延伸如色彩等相关理论和技术，并初步体验沙盘心理技术工作中关于积极想象、美学欣赏等技术的操作。

⑥ 在实际的心理咨询工作和心理健康教育中能进行一对一的沙盘心理技术工作。

⑦ 在精深理论、强化态度、掌握技术在基础上，提高工作水平和研究意识。

2.第二阶段线上课程

课程编号	课程内容
1	"感受"的内涵及其安全模式的建立
2	沙盘师与个人成长高级"人格"理论
3	两性关系的分析心理学解读及沙盘中的呈现
4	分析心理学中的移情、共情、原型、原型意象与沙盘
5	沙盘中的主题延伸——神话故事与原型
6	沙盘中的色彩主题及其沙画的美学欣赏
7	沙盘工作的课题研究计划及方法

课程编号	课程内容
8	面具、情结、阴影的理论与沙盘情境中的测量和呈现
9	体验式团体沙盘在突发事件应激晤谈中的应用
10	一对一沙盘操作要点
11	生命全程教育的沙盘心理技术应用以及沙盘心理技术中在教育、家庭、妇幼、司法等行业应用操作及案例
12	体验式沙盘心理技术的督导技术与方法

3. 第二阶段线下体验课程（6天4晚）

时间		课程	内容和目的
第一天	上午	操作体验1：团队建立与感受力训练	组建团队，建立安全感；训练沙盘心理技术情境中的感受力是提高沙盘工作的共鸣、共情等基本能力不可缺的重要方法
		理论提示1："感受"的内涵及其安全模式的建立	沙盘心理技术情境中"感受"的内涵；团体沙盘心理技术中安全模式建立
	下午	操作体验2：团体沙盘情境下感受、处理"情结"体验－1	在团体沙盘情境中感受、体验并处理自己的一般"情结"
		理论提示2：沙盘师成长（高级）"人格"理论	体验式团体沙盘心理技术独特高级人格理论与沙盘中"情结"
	晚上	小组讨论：沙盘情境中的"情结"与"感受"讨论	
第二天	上午	理论提示3：一对一沙盘操作要点	在团体沙盘情境中更进一步感受、体验并处理自己情结
		操作体验3：团体沙盘情境下感受、处理情结体验－2	
	下午	操作体验4：团体沙盘情境下感受、处理情结体验－3	
	晚上	团体督导	
第三天	上午	理论提示4：两性关系的分析心理学解读及沙盘情境中的呈现	结合体验式团体沙盘心理技术的特点，体会自己成为一个好沙盘师和好夫妻、好父母的关系
		操作体验5：团体沙盘情境下感受、处理情结体验－4	
	下午	操作体验6：团体沙盘情境下感受、处理情结体验－5	在一对一的操作体验中进行情结处理的体验与操作
		操作体验7：团体沙盘情境下感受、处理情结体验－6	

单元六　体验式团体沙盘心理技术培训和应用方案

时间		课程	内容和目的
第四天	上午	理论提示5：分析心理学中的移情、共情、原型、原型意象与沙盘（沙盘游戏"三足"特别是东方文化的作用）	结合案例讲解，讨论沙盘中的移情与共情；并了解沙盘中原型及原型意象，和沙盘游戏"三足"特别是东方文化的作用所起的积极的作用
		操作体验8：团体情境中一对一的共情，以及原型意象体验	在一对一的练习中体会移情、共情，以及原型意象等的感受
	下午	操作体验9：沙盘中色彩及美学欣赏操作体验	初步了解并逐渐掌握在沙盘体验中学会欣赏色彩与画面欣赏
	晚上	小组讨论：体验式团体沙盘课题研究方案设计	
第五天	上午	操作体验10：在团体沙盘情境中熟练掌握一对一的一般工作模式	练习一对一工作模式
		操作体验11：体验在一对一沙盘心理技术过程中对自己的情结、过去未完成事件的测量和处理方法	初步掌握在沙盘工作中对自己"情结"的觉察、认识和接受
	下午	操作体验12：体验在一对一沙盘心理技术过程中对自己阴影的觉察、认识和接受，以及在沙盘心理技术中的呈现	初步掌握在沙盘工作中对自己"阴影"的察觉、认识和接受
		操作体验13：两性关系和亲子沙盘心理技术应用操作	掌握夫妻沙盘、家庭团体沙盘
	晚上	小组讨论：督导方法的讨论	
第六天	上午	操作体验14：体验式沙盘心理技术督导（个体、团体）练习	初步练习并掌握体验式团体沙盘心理技术的督导模式
	下午	理论与操作综合：回顾与总结	总结回顾所学基本理念与操作中的问题，答疑

4.第二阶段课后作业

① 课后自己团体体验20次（当地组成小组进行团体体验。当地人数不够，待下次面询前进行集中体验）。

② 个体体验20次（在当地找有经验的沙盘师进行体验，并写出体验报告）。

③ 10次线上督导成长小组（按学员职业分组，由培训机构指定小组带领者）。

④ 收费团体个案或一对一个案。

五、考核（略）

 案例3 妇幼系统沙盘心理技术应用

案例3-1 妇幼系统沙盘心理技术教学大纲

　　沙盘心理技术（沙盘游戏）是目前国际上非常实用且流行的心理健康教育和心身和谐成长技术。来访者在"自由、安全和保护的空间"里，利用有治愈作用的沙、沙具、水、沙盘等，"以游戏的心态积极、认真、用心参与，在沙盘师的关爱陪伴、守护、关照、耐心倾听和等待、欣赏中"，把内心深处的无形的心灵内容进行富有创意的意象体现，以激发其内在的自愈能力，"是一种对身心生命能量的集中提炼"（荣格），同时也营造出沙盘游戏者心灵深处意识和无意识间的持续性对话，达成心理健康教育和心身和谐成长的目的，以及由此而激发的治愈过程和人格发展和心灵转化。沙盘心理技术对于成人来说，可以降低压力、放松身心、提高人际能力；对于孕妇来说，可以进行心理胎教，促进母子心身健康成长；对于产妇来说，可以快速调整身心，尽快成长为一个好母亲；对于职业人员来说，可以减轻工作和生活的压力，促进单位时间内的工作效率。

　　生物—心理—社会的医学模式被提出已有半个多世纪，令广大的医学工作者的工作和研究视野从过去单纯的生物模式开始向生物—心理—社会模式过渡，也取得了一定的成绩。但是毋须讳言，还有相当多的临床医务工作者的工作和研究思路还停留在生理、生物层面，对其工作和研究对象的心理以及社会文化因素重视不够或者还没有引起重视。因此，本课程的主要目的是通过系统的沙盘心理技术的理论学习，特别是团体沙盘体验式操作，让广大的妇幼系统相关工作人员了解有关的心理学理论和实用技能，更好地为广大妇女和儿童的身心健康服务。

　　课程时间：三学年进阶培训。

　　课程设置：线上网络理论课程；线下结构式团体体验与实践课程。

第一学年：妇幼系统沙盘心理技术初级培训（82学时，6学分）

一、课程目标

　　初步感受沙盘心理技术诸要素，并从中建立在团队中的安全感。让学习者

真正理解沙盘在妇幼系统工作中"治愈功能而非评估诊断功能"！以孕妇或儿童身份初步体会、感受沙盘的"四不二重"的内涵与原则。初步掌握沙盘"以游戏的心态积极、认真、用心参与，带着关爱陪伴、守护、关照，耐心'倾听'和等待（静待花开），默默欣赏，用心感受，必要时的真诚分享"的工作程序。通过体验与训练，初步了解与掌握沙盘心理技术广义和狭义的工作程序。了解体验式团体沙盘心理技术培训的初级"人格"理论，促进妇幼沙盘师的人格发展。指导学习者多以团体沙盘的形式应用于妇幼领域的心理健康教育和实际的工作中。

二、课程要求

妇幼系统初级沙盘教学培训课程分线上课程和线下课程两个部分。

（1）理论课程线上收听。

（2）线下课程：5～7人为一个沙盘小组，以结构式团体的形式进行体验式学习。

（3）要求学员必须完成以下课程内容。

① 线上课程：一年内累计24学时。

② 一年内分两次完成线下课程48学时，每次3天或2天2夜，两次线下课程间隔时间至少6个月，最多10个月。

③ 课堂作业和课后作业及课后练习（接受督导至少10学时）。

④ 课后的临床个案。

以上内容为申请妇幼系统内沙盘师资格证书的必要条件。

三、教学内容、要点和课时安排

（一）第一学期

1. 线上课程（24学时，每门课2学时）

（1）发展心理学与体验式团体沙盘心理技术。

（2）生命周期中几个重要时期的心理及其心理测评。

（3）与体验式团体沙盘心理技术有关的婚姻家庭理论。

（4）体验式团体沙盘心理技术培训的核心理念。

（5）沙盘心理技术的历史、内涵与理论基础。

（6）妇幼沙盘心理技术基本设置与基本操作。

（7）妇幼沙盘师初级"人格"实用理论。

（8）女性生育过程的心理研究。

（9）一般心理咨询技术与方法在沙盘情境中的应用。

（10）妇幼沙盘师的成长模式与督导方法。

（11）孕妇心理胎教的操作与案例分享。

（12）儿童沙盘的操作与案例分享。

2.线下课程（24学时）

（1）团队建设（2学时）

（2）理论回顾（2学时）

① 体验式团体沙盘心理技术核心理念。

② 沙盘心理技术的内涵与理论基础。

③ 妇幼沙盘心理技术基本设置与基本操作。

④ 妇幼沙盘师初级"人格"实用理论。

⑤ 妇幼团体沙盘心理技术的作用与操作。

（3）操作体验（12学时）

① 体验"沙"要素。

② 与沙具连接的操作体验。

③ "不分析、不解释、不评价、不判断、重感受、重陪伴"的内涵及操作方法。

④ 妇幼沙盘师初级实用"人格"理论的体验操作。

⑤ 意识与无意识沟通与对话的操作体验。

⑥ "扩大意识容器"的初级体验操作。

（4）案例分享与督导（3学时）

① 孕妇团体案例。

② 自闭症等案例。

（5）操作练习（3学时）

① 孕妇团体摸沙操作练习。

② 孕期等团体的主题操作练习。

③ "扩大意识容器"的深入体验操作练习。

（6）研讨（2学时） 以小组为单位，结合实际工作，设计一个团体12次的操作方案。

3.线下课程的课后作业（督导至少10学时）

（1）回到原单位，或在某一个地区自愿组成小组进行团体沙盘体验10次；个人体验2次以上。

（2）参加培训机构组织的网络督导2次（4学时）+1次网络答疑（2学

时)。

（3）在自己的工作岗位上进行一个沙盘团体的工作，至少连续6次；个体沙盘至少连续8次（个案需要找有资格的督导师督导2学时；个案经过督导后，方有资格申请认证考核)。

（4）3000字左右的成长报告【成长报告内容：① 个人一般资料，包括姓名、性别、年龄、接触沙盘时间、沙盘工作时间（累计 × 小时；次/月）；② 团体与个人体验的感受；③ 参与督导或接受督导的收获；④ 回答1～2个思考题内容；⑤ 日常生活中结合人格公式的人格成长 】。

（二）第二学期（24学时）

这部分课程以线下课程为主。

（1）重建团队（1学时）

（2）理论回顾（1学时）

① 深化理解妇幼沙盘师个人成长的理论、意义与操作。

② 深入理解沙盘的基本设置及基本操作。

③ 积极心理品质在妇幼沙盘中的应用。

（3）操作体验（14学时）

① 建立安全感的操作体验。

② 提高感受力的操作体验。

③ 亲子沙盘模拟操作体验。

④ 积极心理品质操作体验。

⑤ 孕妇团体沙盘操作体验。

（4）答疑（2学时） 针对实际工作中出现的问题答疑

（5）案例督导与答辩（4学时）

（6）考核（2学时）

① 通过本次培训的操作体验，你的收获是什么？

② 通过答疑与分享，对自己疑惑的问题的解决程度如何？

③ 对比别人的督导与答辩，检视自己准备的考核材料，你认为是否还有成长的空间？

四、成绩考核方式

初级妇幼沙盘师考核标准与认证的内容如下。

1.提交材料

学时证明及课堂作业内容如下。

 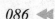

（1）提交经过督导后的1份至少连续6次的沙盘团体个案报告；或提交经过督导后的1份至少连续8次的一对一个案报告【督导时间不低于4学时】。

（2）提交一份3000字左右的成长报告【成长报告内容：① 个人一般资料，包括姓名、性别、年龄、接触沙盘时间、沙盘工作时间（累计×小时；次/月）；② 团体与个人体验的感受；③ 参与督导或接受督导的收获；④ 回答1～2个思考题内容；⑤ 日常生活中结合人格公式的人格成长】。

（3）没有在第二学期线下课程中答辩的，提交"三、→（二）→（6）→③"中提及的"考核材料"。

2.网络集中考核

由专家委员会完成对每一个申请者进行成长报告的答辩。

3.专家委员会审核、认证

向专家委员会提交申请者的考核材料，经专家委员会审核并通过答辩，颁发"澳门城市大学心理应用中心妇幼初级沙盘师证书"。

五、教学地点及管理

1.教学地点（略）

2.教学管理（略）

六、教材与主要参考书目（略）

第二学年　妇幼系统沙盘心理技术中级培训（96学时，7学分）

一、课程目标

通过线上线下的课程，以及课后的实践与督导，使学员们进一步深化对沙盘心理技术在妇幼心理工作中的治愈功能的准确理解和体验；并了解分析心理学及沙盘情景下的治愈因素。进一步体会和感受体验式沙盘心理技术的"人格"理论和技术内涵及其在妇幼的深入应用，及其在团体沙盘心理技术情境中感受、认识自己的情结，并初步掌握处理情结的方法。渐进式体验无意识和意识的对话、沟通，特别是通过体会、感受和实践"庄家"的"最佳选择"和非庄家的"可接受的结果"。进一步理解自由、安全、受保护的意义及对沙盘心理技术工作原则的深刻理解；并体会"广义和狭义的沙盘心理技术工作"的内容、程序和方法等。初步了解与掌握体验式团体沙盘心理技术在妇幼培训的策划与组织，并且在督导下能较好地将沙盘心理技术以团训的形式或以个体的形式应用于自己的实际工作中。逐步实现在妇幼系统内对下一级别进阶学员进行案例督导。

二、课程要求

妇幼系统中级沙盘教学培训课程分线上课程和线下课程两个部分。

（1）理论课程线上收听。

（2）线下课程，4～6人为一个沙盘小组，以结构式团体形式体验式学习。

（3）要求学员必须完成以下课程内容。

① 线上课程一年内累计28学时。

② 一年内分两次完成线下课程56学时，第一次4天或3天2夜，第二次线下课程3天。两次线下培训间隔时间至少6个月，最多10个月。

③ 课堂作业和课后作业及课后练习（督导至少12学时）。

④ 课后的临床个案。

以上内容为申请妇幼系统内沙盘师资格证书的必要条件。

三、教学内容、要点和课时安排

（一）第一学期

1.线上课程（28学时，每门课2学时）

① 分析心理学在沙盘情境中的治愈因素。

② 荣格分析心理学基本理论——心理结构及其沙盘中的应用。

③ 音乐、绘画、舞动等疗法在妇幼沙盘情境中的应用。

④ 体验式团体沙盘心理技术的中级人格理论。

⑤ 妇幼系统沙盘心理技术的安全及保护的模式操作。

⑥ 儿童孤独症的诊断与沙盘干预。

⑦ 在妇幼沙盘情境中陪伴的意义与作用及操作。

⑧ 妇幼沙盘师在沙盘情境中情结触摸及处理。

⑨ 妇幼沙盘心理技术团体培训策划与实施。

⑩ 妇幼沙盘师的个人成长模式与理论。

⑪ 体验式团体沙盘心理技术的督导方法与操作。

⑫ 孕妇家庭案例操作与分享。

⑬ 医护人员减压培训操作与分享。

⑭ 儿童家庭亲子沙盘操作与分享。

2.线下课程（32学时）

（1）团队建设（1学时）

（2）理论回顾（2学时）

① 分析心理学在沙盘情境下的治愈因素。

② 体验式团体沙盘心理技术的中级人格理论。

③ 妇幼系统沙盘心理技术的安全及保护的模式给予操作。

④ 体验式团体沙盘心理技术的督导方法与操作。

⑤ 妇幼沙盘心理技术团体培训策划与实施。

（3）操作体验（20学时）

① 庄家"最佳选择"操作，"认识自己"的操作体验。

② 进一步扩大意识容器，"成长自己"的操作体验。

③ 在妇幼沙盘情境中营造安全氛围的操作体验。

④ 音乐、绘画、舞动在妇幼沙盘情境中的操作体验。

⑤ 庄家"最佳选择"和非庄家"可接受的结果""摸清底线"的操作体验。

⑥ 一对一个案的操作体验。

⑦ 督导体验与训练。

⑧ 沙盘心理技术团体训练策划讨论。

（4）小组讨论与回顾（3学时）

① 妇幼安全氛围营造的意义及操作。

② 个人成长中遇到的问题，培训师"事上练"案例分享。

（5）小组练习（4学时） 一对一模拟练习。

（6）总结和答疑（2学时） 妇幼沙盘心理技术操作过程的回顾。

3.线下课后作业（督导至少12学时）

（1）课后自愿组成团体，进行团体体验15次；个体体验6次（在当地找有经验的沙盘师进行体验，并写出体验报告）。

（2）在自己的工作岗位上完成沙盘团训工作，一个大团体至少连续工作6次；一个团体沙盘小组至少连续工作8次，个体沙盘至少连续12次（拿出一份个案进行督导，至少4学时，作为申报考核的材料）。

（3）参加网络督导至少3次（6学时），并参加1次网络答疑（2学时）。

（4）4000字左右的成长报告【成长报告内容：① 个人一般资料，如姓名、性别、年龄、接触沙盘时间、沙盘工作时间（累计×小时；次/月）；② 团体与个人体验的感受；③ 参与督导或接受督导的收获；④ 回答1～2个思考题内容；⑤ 日常生活中结合人格公式的人格成长】。

（二）第二学期（24学时）

这部分课程以线下课程为主。

（1）重建团队（1学时）

（2）理论（2学时）

① 妇幼沙盘师性与钱情结处理的意义。

② 生命全程中沙盘干预的意义与作用。

③ 沙盘师的形象管理。

（3）操作体验与讨论（11学时）

① 建立安全感的操作与讨论。

② 触摸"性"与"钱"情结的操作与讨论。

③ 家庭、亲子沙盘的操作与讨论。

④ 线下提供体验与督导的操作与讨论。

（4）答疑（2学时） 针对实际工作中出现的问题答疑。

（5）案例督导与分享（6学时）

① 孕妇团体沙盘案例督导。

② 家庭亲子沙盘案例督导。

③ 儿童问题沙盘案例督导。

（6）考核（2学时）

① 通过本次培训的操作体验，你的收获是什么？

② 通过答疑与分享，对自己疑惑的问题的解决程度如何？

③ 对比别人的督导与答辩，检视自己准备的考核材料，你认为是否还有成长的空间？

四、成绩考核方式

中级妇幼沙盘师考核标准与认证的内容如下。

1.提交材料

学时证明及课堂作业内容如下。

① 提交1份督导后连续累计6次以上的沙盘团训报告；或一个团体至少连续8次以上的报告【被督导时间不低于6学时】；或提交督导后1份至少连续12次的一对一个案报告【被督导时间不低于3学时】。

② 团体体验小组接受小组督导4学时【由督导师提供的证明材料】。

③ 为申请初级妇幼沙盘师的学员提供至少4学时的督导服务，以及证明材料。

④ 个体付费体验10学时【高级及以上沙盘师提供的证明材料】。

⑤ 提交一份4000字左右的论文（结合自己的案例或结合个人体验，就体验式团体沙盘心理技术独特的人格理论来进行论述内在小孩的成长与发展）。

2.专家委员会审核、认证

① 成长报告答辩【由专业委员会委员完成】。

② 向专家委员会提交申请者的考核材料，经专家委员会审核并通过答辩，颁发"澳门城市大学心理应用中心妇幼中级沙盘师证书"。

五、教学地点及管理

1.教学地点（略）

2.教学管理（略）

六、教材与主要参考书目（略）

第三学年　妇幼系统沙盘心理技术高级培训（138学时，14学分）

一、课程目标

熟悉并掌握团体沙盘心理技术中安全模式的建立和维系；进一步熟悉分析心理学中的情结、移情和共鸣等基本理论；初步了解原型及原型意象及其在沙盘心理技术情境中的具体应用；更深入体验在沙盘心理技术过程中对自己的情结、过去未完成事件的感受，并逐渐掌握沙盘心理技术情境中处理情结的态度、原则和方法，努力使自己的沙盘师主人格与其他次人格和谐稳定；了解阴影的理论、简单测量和对自己阴影的接受，以及在沙盘心理技术中的呈现；了解沙盘主题延伸如色彩等相关理论和技术，并初步体验沙盘心理技术工作中关于积极想象、美学欣赏等技术的操作；在实际的心理咨询工作和心理健康教育中能进行一对一的沙盘心理技术工作；在精深理论、强化态度、掌握技术的基础上，提高工作水平和研究意识。

二、课程要求

妇幼系统高级沙盘教学培训课程分线上课程和线下课程两个部分。

（1）理论课程线上收听。

（2）线下课程：2～4人为一个沙盘小组，以结构式团体的形式体验式学习。

（3）要求学员必须完成以下课程内容。

① 线上课程一年内累计36学时。

② 一年内分两次完成线下课程80学时，第一次5天4晚或6天，第二次线下课程3天。两次线下课程间隔时间至少6个月，最多10个月。

③ 课堂作业和课后作业及课后练习。

④ 课后的临床个案。

以上内容为申请妇幼系统内沙盘师资格证书的必要条件。

三、教学内容、要点和课时安排

（一）第一学期

1. 线上课程（36学时，每门课2学时）

（1）"感受"的内涵及安全模式的建立。

（2）妇幼沙盘心理师成长高级"人格"理论。

（3）两性关系的分析心理学解读。

（4）分析心理学中的移情、共情、原型、原型意象。

（5）沙盘中的色彩等主题及其沙画的美学欣赏。

（6）情结理论、测量及在沙盘中的呈现。

（7）阴影理论、测量及在沙盘中的呈现。

（8）梦的工作、叙事疗法等理论在沙盘心理技术情境中的应用。

（9）认知、行为、人本、家庭治疗等技术的介绍与沙盘心理技术的应用。

（10）妇幼沙盘中的绘画疗法专题。

（11）妇幼沙盘中的音乐疗法专题。

（12）妇幼生命全程教育的沙盘心理技术应用操作及案例。

（13）妇幼慢性疾病心理康复的案例分享。

（14）沙盘的课题研究实践分享。

（15）沙盘工作的课题研究计划及方法。

（16）服务他人的体验与督导后的成长分享。

2. 线下课程（56学时）

（1）团队建设及感受力训练（1学时）

（2）理论回顾（3学时）

① "感受"的内涵及其安全模式的建立。

② 妇幼沙盘心理师成长（高级）"人格"理论。

③ 两性关系的分析心理学解读。

④ 分析心理学中的移情、共情、原型、原型意象与沙盘。

⑤ 沙盘工作的课题研究计划及方法。

⑥ 沙盘中的色彩等主题延伸——神话与故事。

⑦ 情结、阴影的理论与测量。

（3）操作体验（33学时）

① 团队建立与感受力训练。

② 团体沙盘情境下感受、处理"性意识"体验。

③ 团体沙盘情境下感受、处理"性情结"体验。

④ 团体沙盘情境下感受、处理"钱意识"体验。

⑤ 团体沙盘情境下感受、处理"钱情结"体验。

⑥ 团体沙盘情境下感受、处理"阴影"体验。

⑦ 团体沙盘情境下感受"原型意象"的体验。

⑧ 团体情境中一对一的共情以及原型意象体验。

⑨ 沙盘中色彩及美学欣赏操作体验。

⑩ 在团体沙盘情境中熟练掌握一对一的一般工作模式。

⑪ 体验在一对一沙盘心理技术过程中对自己的情结、过去未完成事件的测量和处理方法。

⑫ 体验在一对一沙盘心理技术过程中对自己阴影的觉察、认识和接受，以及在沙盘心理技术中的呈现。

⑬ 婚恋家庭等两性关系和亲子沙盘心理技术应用操作。

（4）小组讨论（3学时）

① 沙盘情境中的"感受性"。

② 沙盘情境中提高"感受"的方法。

③ 体验式团体沙盘课题研究方案设计。

④ 督导方法。

（5）小组练习（6学时）

① 一对一沙盘操作模拟练习。

② 婚恋家庭等两性关系和亲子沙盘心理技术应用操作练习。

③ 体验式沙盘心理技术督导（个体、团体）练习。

（6）案例分享与督导（8学时） 生命全程教育的沙盘心理技术应用以及在妇幼的应用操作及案例。

（7）总结和答疑（2学时） 妇幼沙盘心理技术高级操作过程的回顾。

3. 线下课后作业（体验与督导至少22学时）

（1）团体体验20次，并写出体验报告。

（2）个体体验15次（在当地找有经验的沙盘师进行体验，并写出体验报告。10学时）。

（3）10次网络督导成长小组（按学员职业分组，由培训机构指定小组带领者）。

（4）完成10学时的对下一级沙盘师的督导（10学时），写出督导总结，并接受督导（2学时）。

（5）收费团体个案或一对一个案，至少连续15次。

（6）提供1~2次公益的网络分享与授课。

（7）一份5000字的个人成长报告。

（8）就课后思考题或自己的工作实践，写一份有关体验式团体沙盘心理技术应用实践的论文。

（二）第二学期（24学时）

这部分课程以线下课程为主。

（1）重建团队（1学时）

（2）理论（2学时）

① 妇幼沙盘师情结、阴影处理的意义。

② 进一步理解两性关系的分析心理学意义。

③ 原型、原型意象的感受及意义。

（3）操作体验（11学时）

① 情结的沙盘深度体验。

② 阴影的沙盘深度体验。

③ 夫妻、亲子沙盘的体验与讨论。

④ 沙盘中原型意象的感受体验与讨论。

（4）答疑（2学时） 针对实际工作中出现的问题答疑。

（5）案例督导与答辩（6学时）

（6）考核（2学时）

① 通过本次培训的操作体验，你的收获是什么？

② 通过答疑与分享，对自己疑惑的问题的解决程度如何？

③ 对比别人的督导与答辩，检视自己准备的考核材料，你认为是否还有成长的空间？

四、成绩考核方式

妇幼沙盘师考核标准与认证的内容如下。

1.申请资格

（1）有高级班培训证明的。

（2）完成课后作业及实践。

（3）有督导证明材料。

2.考核认证材料

（1）提交1份督导后的连续累计8次以上的沙盘团训报告【被督导时间不低于3学时】。

（2）提交1份督导后连续累计20次的个案报告（或一份12次的团体报告）【被督导时间不低于4学时】。

（3）成长小组团体体验累计20学时【被督导时间不低于3学时，由督导师提供证明材料】。

（4）个体体验20学时【由有资格的督导师提供证明材料】。

（5）为申请中级沙盘师、初级沙盘师的学员提供个体体验与督导15学时。

（6）提交一份不少于5000字的论文，要求结合自己的案例、对个人成长的反思，结合荣格心理分析理论、积极心理学理论、中国文化（如王阳明心学）来论述体验式团体沙盘心理技术在某一系统的深入、广泛、持久应用，特别是把中国特色的沙盘理念、技术、技术流程、培训、应用成果推向国际的设想和努力。

3.专家委员会审核、认证

（1）论文答辩【由专业委员会委员完成】。

（2）答辩者向专家委员会提交答辩所需的考核材料，审核通过后颁发"澳门城市大学心理应用中心妇幼高级沙盘师证书"。

五、教学地点及管理

1.教学地点（略）

2.教学管理（略）

六、教材与主要参考书目（略）

案例3-2　妇幼系统专项培训方案

一、孕期沙盘心理胎教专项培训（2天1晚）

时间		课程内容
第一天	上午	组建小组 孕期沙盘胎教的心理学基础及意义 孕期沙盘胎教的操作要点 操作1：孕妇沙盘操作
	下午	孕期沙盘胎教项目的推广方式与宣传内容 操作2：有准爸爸在场的孕妇沙盘
	晚上	讨论1：沙盘心理胎教项目开展流程 讨论2：孕妇沙盘标准化操作流程
第二天	上午	练习与讨论1：孕妇沙盘操作 练习与讨论2：有准爸爸在场的孕妇沙盘操作
	下午	经验介绍：妇幼保健院孕期项目开展 个案督导 总结

二、儿童孤独症等沙盘专项培训（2天1晚）

时间		课程内容
第一天	上午	组建小组 儿童孤独症的心理学基础及沙盘干预意义 孤独症、抽动症、多动症沙盘的操作要点 操作1：孤独症沙盘操作（或案例介绍）
第一天	下午	儿童沙盘项目的推广方式与宣传内容 操作2：抽动症沙盘操作（或案例介绍）
	晚上	讨论1：儿童沙盘项目开展流程 讨论2：儿童沙盘标准化操作流程
第二天	上午	练习与讨论1：孤独症沙盘操作 练习与讨论2：抽动症等儿童的沙盘操作
	下午	经验介绍：妇幼保健院儿童项目开展 个案督导 总结

三、正常儿童家庭亲子等沙盘专项培训（2天1晚）

时间		课程内容
第一天	上午	组建小组 家庭亲子关系的心理学基础、沙盘干预意义及项目内容 家庭亲子沙盘的操作要点 操作1：一个家庭亲子沙盘操作
	下午	家庭亲子沙盘项目的推广方式与宣传内容 操作2：团体家庭亲子沙盘操作
	晚上	讨论1：家庭亲子沙盘项目开展流程 讨论2：家庭亲子沙盘标准化操作流程
第二天	上午	练习与讨论1：一个家庭亲子沙盘操作 练习与讨论2：团体家庭亲子沙盘操作
	下午	经验介绍：妇幼保健院家庭亲子项目开展 个案督导 总结

四、产后抑郁沙盘干预专项培训（2天1晚）

时间		课程内容
第一天	上午	组建小组 产后抑郁的心理学基础、沙盘干预意义及效果 产后抑郁沙盘的操作要点 操作1：产后抑郁一对一沙盘操作
	下午	产后抑郁沙盘项目的推广方式与宣传内容 操作2：产后抑郁团体沙盘操作
	晚上	讨论1：产后抑郁沙盘干预项目开展流程 讨论2：产后抑郁沙盘标准化操作流程
第二天	上午	练习与讨论1：产后抑郁一对一沙盘操作 练习与讨论2：产后抑郁团体沙盘操作
	下午	经验介绍：妇幼保健院产后抑郁项目开展 个案督导 总结

案例4 "华夏思源"教育平台体验式团体沙盘心理技术与咨询师个人成长课程计划/邹萍、曲云霞

　　心理咨询师的个人成长和技能掌握一直是咨询学习者与组织者所特别关注的，截至目前，全国已经有70多万国家心理咨询师获得证书。如何高效、快捷地完成心理咨询师的个人成长是当下我们必须解决的问题。

　　"认识自我"既是心理学的起源与终极意义，也是心理咨询师学习成长的需要与动机。在漫漫成长路上，沙盘心理技术特别是在团体情境下的体验式团体沙盘心理技术不仅是心理咨询师需要掌握的技能，也是心理咨询师个人成长的一个非常好的工具。一次次沙盘体验过程呈现了我们的内在需要，是我们一次次认识自己的好途径，在团体沙盘情境中意识与无意识的多层次沟通又为个人成长提供了多角度的自我认知。尤其是刘建新教授提出的独特的人格公式，帮助咨询师触摸自己的"情结"，并处理自己的"情结"，使主人格更加稳定，次人格得到改善，也为咨询师的共情能力奠定了人格基础。

　　为此，我们特设计"体验式团体沙盘心理技术与咨询师个人成长"课程。本课程分为线上课程与线下课程。线上课程以理论为主，线下课程以操作体验为主。全部课程共分为初级、中级、高级课程。每一个级别的线上课程是线下课程的基础；想参加同级别线下课程，必须完成同级别的线上课程。想参加中级或高级课程的，须完成上一级别线下课程并完成课后作业，方有资格参加下一级别的学习。

第一部分：线上课程（40小时）

一、课程目标

　　① 通过学习、体验、感受"心理学的起源和终极意义""体验式沙盘心理技术"的诸要素，加强心理咨询师的自我觉察和自我认识，理解在心理咨询工作中给来访者提供"安全、自由、受保护的空间"的内涵和重要意义。

　　② 通过"体验式团体沙盘心理技术"核心理念的学习和体验、感受，培养心理咨询师在心理咨询工作中的基本态度和技能，即倾听（内容反馈）、共情（同理心、同感力）、觉察（自我探索与评估）、沟通（引发与建议）等。

③ 初步理解心理咨询师成长的初级"人格"理论，了解心理咨询师的主人格内涵，以及影响心理咨询师主人格结构稳定的重要次人格（情结）结构因素。初步了解和感受运用"体验式团体沙盘心理技术"扩大心理咨询师"意识容器"的内涵和方法。

④ 初步感受和认识体验式沙盘心理技术"不分析、不解释、不评价、不判断、重感受、重陪伴"的工作原则，以及在心理咨询师成长、技能掌握和在心理咨询工作中的积极意义。

⑤ 用体验式沙盘心理技术提高心理咨询师的个人感受性等综合能力、发现与处理个人的情结的能力，逐渐整合心理咨询师个人的人格结构。

⑥ 通过进一步了解和体会沙盘师的"广义和狭义的沙盘心理技术工作"的内容、程序和方法等，进一步觉察自己应用其他技术咨询中的态度及方法。并进一步理解自由、安全、受保护的意义。

二、线上课程具体安排（40小时，52学时）

序号	课程
1	体验式团体沙盘心理技术核心理念与心理咨询师个人成长的设计
2	沙盘心理技术的历史、内涵及理论基础与咨询师成长
3	体验式团体沙盘心理技术的人格理论与咨询师人格发展
4	沙盘情境中扩大意识容器的方法与咨询中的抱持操作分享
5	体验式团体沙盘心理技术情境下心理咨询师个人成长基本功训练解读
6	荣格分析心理学的个体无意识及其情结对成长的影响
7	共情的作用意义与沙盘情境中的操作模式
8	结合沙盘团体个案认识团体辅导中的互动与成长
9	沙盘情境中咨询师感受力的训练和提升
10	沙盘心理技术基本要素、基本设置及其操作与咨询师技术成长
11	咨询工作中"共情"在沙盘情境中的训练
12	体验式团体沙盘"四不二重"工作原则对咨询师与来访者关系建立的启发与操作
13	体验式团体沙盘心理技术培训特色、培养方案与应用
14	咨询师在团体沙盘情境中的意识与无意识的沟通自我认知的操作体验
15	咨询师个人"情结"的触摸、处理及案例分享
16	分析心理学及沙盘情境下的治愈因素与心理咨询成长训练
17	以现场个案演示，感受沙盘情境中咨询技能应用
18	以现场团体操作感受情结的触摸与处理
19	现场咨询师团体操作与咨询技术的督导
20	现场积极主题的扩大意识容器的团体操作

第二部分：线下课程（4天4晚，48学时）

一、课程形式

结构式团体小组体验式，5～7人一个小组，每个小组一个沙盘。

二、线下课程内容

时间		课程	具体内容和意义
第一天	上午	1.破冰，分组，建团队 2.布置课堂作业 3.理论回顾1：分析心理学个体无意识与个人成长	体验式的培训，组建多个团体小组并进行团队建设，利于培训目标的达成 了解荣格分析心理学有关个体无意识的内容，使自己的成长有目标与方向
		操作体验1：在沙盘情境中觉察、认识、接纳和实现自己（觉察力入门——自我探索、解释）	初步体验和感受在沙盘情境中觉察、认识、接纳和实现自己；重点感受——"我学习成为心理咨询师的初心"
	下午	操作体验2：在沙盘情景中通过意识与无意识的对话，养成咨询师向内心求索的习惯（倾听力入门——内容反馈）	通过在沙盘情境中"意识和无意识的多层次沟通"的体验，初步掌握向内心求索的方法，进一步体验与感受在沙盘情境中觉察、认识、接纳和实现自己——"我学习成为心理咨询师的收获与成长"
		理论回顾2：心理咨询师个人成长的初级"人格"实用理论和"共情"的人格基础（共情——同理心、同感力入门）	初步了解咨询师个人成长的初级"人格"实用理论，以及在沙盘情境中、生活中、咨询过程中的重要作用和意义；"共情"等心理咨询工作中的基本态度和技能的心理过程和个性心理
	晚上	操作体验3：初步触摸影响咨询师主人格稳定的次人格——情结操作体验（共情——同理心、同感力入门）	在沙盘情境中初步接触、感受自己的次人格；通过理解和掌握沙盘心理技术基本工作态度和程序，进一步理解和体验、感受心理咨询的工作态度与原则；"我学习成为心理咨询师的收获与成长——'共情'等心理咨询工作中的基本态度和技能—1"
第二天	上午	操作体验4：心理咨询师加强主人格稳定——扩大意识容器的体验操作（共情——同理心、同感力入门）	在沙盘心理技术情境中体验和感受心理咨询师"意识容器"的内涵及扩大意识容器的原则、意义和方法；"我学习成为心理咨询师的收获与成长——'共情'等心理咨询工作中的基本态度和技能—2"
		操作体验5：建立良好咨访关系的感受与操作体验（共情——同理心、同感力入门）	从体验沙盘心理技术广义和狭义的工作程序，来感受与体会心理咨询工作中"不分析、不解释、不评价、不判断、重感受、重陪伴"的积极内涵及操作方法；初步在沙盘情境中体会和感受提供"自由、安全、受保护空间"的原则与方法操作；"我学习成为心理咨询师的收获与成长——'共情'等心理咨询工作中的基本态度和技能—3"

时间		课程	具体内容和意义
第二天	下午	理论回顾3：团体沙盘心理技术情境下的咨询师成长及其应用	咨询师在团体沙盘心理技术互为映射、互相成长的操作、意义及团体沙盘心理技术的应用
		操作体验6：感受团体互动、凝聚力操作体验（觉察力入门——评估）	通过和咨询师成长及技能掌握的团体主题沙盘的集体创作和评比，感受体验式沙盘心理技术团体情境下的心理咨询过程及心理咨询师成长的快乐，特别是团队力量的强大
	晚上	理论回顾4：① 分析心理学及沙盘情境下的治愈因素；② 在咨访关系与安全感建立的模式与意义	简要介绍分析心理学的基本理论与基本原理、治愈因素，并着重介绍沙盘情境中治愈因素 建立咨询关系中安全感的意义，并在沙盘情境下营造自由、安全、保护的操作方法
		操作体验7：在沙盘情境中感受与掌握咨询关系中安全感建立的模式（倾听力提升）	体验：在沙盘情境中陪伴、倾听、"我-信息"等带来的被保护的安全感受，反思自己咨询工作中的状态
第三天	上午	理论讲授1：心理咨询师中级"人格"实用理论	这是极具操作性的人格公式，通过此公式更深入地觉察自己，发现自己，成为自己
		操作体验8：进一步在沙盘情境中加强咨询师主人格的稳定的体验与操作	
	下午	操作体验9：庄家"最佳选择"触摸自己最真实的需要（觉察力提升）	体验：庄家"最佳选择"和非庄家的"可接受的结果"的操作训练及被保护、被支持的感受，同时觉察自己的情结，并初步掌握处理情结的方法，强化沙盘心理技术的治愈功能的态度，并讨论自己的最真实的需要
		理论讲授2：咨询师及沙盘师的个人成长模式与成长规划，团体成长小组督导与成长的意义	
	晚上	操作体验10：沙盘心理技术成长团体督导与讨论 操作体验11：咨询中的感受在团体沙盘中安全模式建立与维系的讨论	了解沙盘团体在咨询师成长过程中的意义与过程，并初步掌握指导成长团体的方法。在讨论中统一思想，明晰建立安全感的体验与操作规范
第四天	上午	理论讲授3：咨询师成长（高级）"人格"理论	进一步认识自己
		操作体验12：在沙盘情境下的咨询师个人情结测量与婚恋情结处理	在团体沙盘情境中更进一步感受、体验并处理自己的婚恋问题或情结，从而很好地面对来访者

时间		课程	具体内容和意义
第四天	下午	理论讲授4：分析心理学中的移情、共情、原型、原型意象、阴影及测量与咨询师的成长（共情提升）	结合案例讲解，讨论沙盘中的移情与共情；并了解沙盘中原型及原型意象、阴影及测量
		操作体验13：团体沙盘情境下感受、情结体验：阴影的测量与处理	在团体操作体验中进行阴影的测量与处理
	晚上	沙盘心理技术与心理咨询师成长操作过程的回顾总结和答疑	总结回顾所学基本理念与操作中的问题，答疑

三、咨询师沙盘个人成长课后作业

写一份个人参加体验式团体沙盘心理技术与咨询师个人成长课程后的感悟或体会。内容：① 个人一般资料，包括姓名、性别、年龄、接触沙盘时间、沙盘工作时间（累计X小时；次/月）；② 1000字以内的团体或个人体验的感受（最好附上图片）。

个人工作要求：

① 完成一对一个案累计20小时以上，其中至少一个个案连续累计8小时；

② 完成团体个案累计20小时以上；至少一个团体个案10小时。

第三部分：培训团队及分工

顾问：

刘建新

总教务长：

于晶（雨杉）

项目负责人：

邹萍　发展与教育心理学博士，大连大学教育学院副教授、硕士生导师；

　　　　大连大学心理健康教育咨询中心主任；

　　　　兼澳门城市大学心理学院博士生导师；

　　　　全军医疗系统国家心理咨询师与心理卫生专项技能培训专家；

　　　　中国心理干预协会沙盘心理技术专委会科研中心主任；

　　　　国际沙盘心理技术应用研究院课题研究中心主任；

　　　　大连市幸福婚姻家庭研究会副会长；

大连市心理咨询师协会副秘书长；

大连市婴幼儿早期家庭教育研究会副会长；

理论和实操兼备的国内首批沙盘心理技术应用治疗师、培训师、督导师。

曲云霞　医学博士；

大连医科大学附属第二医院教授，主任医师，硕士生导师；

大连市医学会医学心理学专业委员会副主任委员；

辽宁省医师协会医学人文专业委员会常务委员；

辽宁省心理卫生协会理事；

体验式团体沙盘心理技术治疗师、督导师；

国际沙盘心理技术应用研究院认证沙盘培训师；

中国心理学会 注册心理师；

国际沙盘心理技术应用研究院中国区考核部主任；

中国心理干预协会沙盘心理技术专委会考核与评审中心主任；

大连市幸福婚姻家庭研究会副会长。

国际沙盘心理技术应用研究院（2016年8月）

 案例5 "体验式团体沙盘心理技术在突发事件应激晤谈（CISD）中的应用"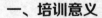
培训/胡杨、刘建新、曲云霞

一、培训意义

近年来，突发事件（自杀、非正常死亡、突发事件、家庭变故等）频发，当事人包括老师与同学、家长都会被这类事件冲击，心理创伤较大，处理不好会影响终身。我们通过对心理健康工作者进行突发事件应激晤谈技术的培训，使他们能够再面对突发事件时，有了更好的准备与方法。

二、技术优势

体验式团体沙盘心理技术突破语言障碍，可以非常形象具体地反映人们在面对突发事件时的心理状态，从而使我们通过沙盘操作设置，让心灵得到重建，找到解决问题的方法。

三、培训时间

3天或2天2晚。

四、培训内容

体验式团体沙盘心理技术在CISD中的应用。

五、培训对象

① 大专院校、中小学校心理健康中心从事学生心理工作、有沙盘理论和操作基础的辅导员。

② 愿意把沙盘心理技术及其在CISD中的应用落到实处的心理学工作者。

③ 有意愿承担责任把中国特色的沙盘心理技术介绍给国际的专职心理老师。

六、培训单位（略）

七、培训目的

① 让喜欢沙盘但不知怎样深入、广泛、持久使用沙盘的心理专业老师学会运用沙盘，让闲置的沙盘设备被应用起来。

② 探索中国特色的沙盘心理技术及其在CISD中的应用。

③ 探索沙盘心理技术在学校、妇幼、社区、企事业等系统深入、广泛、持久应用的模式。

八、培训具体课程（2天2晚课表）

时间		课程	具体内容和意义
第一天	上午	1.破冰，分组，建团队	本培训是体验式的，我们组建多个团体小组，利于培训目标的实施
		2.什么是心理？什么是心理学？心理学的起源和终极意义	了解心理/心理学的概念，清楚心理学的起源和终极意义，以及和体验式团体沙盘心理技术核心要素的关系
		3.沙盘心理技术、历史与内涵，体验式团体沙盘心理技术介绍	简单介绍沙盘的定义、历史、相关理论基础上，阐述体验式团体沙盘心理技术的基本态度、工作模式和原则等核心要素

时间		课程	具体内容和意义
第一天	下午	1.沙盘心理技术的基本操作	简单介绍沙盘的引入、"指导语"、过程中的陪伴、记录、工作模式、结束照片、沙具整理和资料整理等
		2.体验式团体沙盘1	体验1：5～7人一个小组，初步体验沙盘心理技术，熟悉并初步掌握团体沙盘心理技术中人、沙等要素，并在沙盘心理技术团体里初步建立各个要素之间的联系
	晚上	1.体验式团体沙盘心理技术和理论基础简介 2.CISD简介	1.阐述体验式团体沙盘心理技术的理论基础，自我觉察的人格基础；体验式团体沙盘心理技术培训的"不分析、不解释、不评价、不判断、重感受、重陪伴"的内涵 2.CISD六阶段阶段介绍：导入期、事实期、感受期、症状期、辅导期、再入期
第二天	上午	2.体验式团体沙盘2	体验1+进一步感受沙盘心理技术诸要素，继续在沙盘心理技术团体环境中建立团队安全感；初步理解和掌握沙盘心理技术的基本工作态度，即沙盘心理技术的主要功能是"治愈功能而非评估诊断功能"
		体验式团体沙盘心理技术用于CISD体验1	CISD事实期的沙盘呈现
	下午	1.体验式团体沙盘心理技术用于CISD体验2 2.体验式团体沙盘心理技术用于CISD体验3	CISD感受期、症状期的沙盘呈现1 CISD感受期、症状期的沙盘呈现2
	晚上	体验式团体沙盘心理技术用于CISD体验4	CISD辅导期、再入期的沙盘呈现1
		体验式团体沙盘心理技术用于CISD体验5；总结	CISD辅导期、再入期的沙盘呈现2；学习的总结

 案例6　高校沙盘课程大纲

案例6-1　《沙盘游戏与心理成长》课程标准

一、课程的性质

　　《沙盘游戏与心理成长》是针对全校所有专业学生所开设的心理素质培养

単元六　体验式团体沙盘心理技术培训和应用方案

核心课程之一。在学生学习了《大学生心理健康教育》的基础上来学习该门课程，有助于促进学生对自我的认知的探索和心理潜能的挖掘，促进学生的心理发展。本课程通过讲授沙盘游戏的有关理论，引导学生进行沙盘游戏体验的实践，并结合沙盘游戏的心理体验的实践活动，让学生能够进行积极的自我觉察，并学习从正确的视角去看待生活、看待自己、看待他人，使学生能够学会正确认知、归因、应对。通过具体的沙盘体验和训练活动，使学生在参与中感受，在感受中成长。

二、设计思路

该课程是依据《荣格与分析心理学》《沙盘游戏疗法》《沙盘游戏中的治愈与转化》的主要内容设置的。其总体的设计思路是，着重强调理论结合实践，突出"体验"二字，灵活运用沙盘游戏的理念和手段，结合心理分析理论，通过对大学生进行沙盘游戏的团体辅导，以使大学生能够关注自身的积极力量，开发大学生的积极心理品质和潜能，构筑生命中美好的东西，实现对自我的超越，感悟人生的意义与价值。该门课程设置的依据是根据上级部门下发的文件要求，为提高大学生的心理健康水平和心理发展能力而开发的心理教育课程之一。课程内容的选择突出对学生心理品质的培养和训练、心理能力的增长，一方面通过讲授来学习理论知识，另一方面围绕团体心理辅导项目和沙盘游戏任务来进行总结、提炼、分享，做到深入浅出，通俗易懂。任务设计以促进学生的心理品质发展来选取。在教学过程中主要运用"以学生为中心"的体验式教学法，将沙盘游戏的心理训练作为任务，充分调动学生参与讨论和体验，激发学生学习的兴趣与热情。教学评价采取过程评价与结果评价相结合的方式，通过理论与实践相结合，重点评价学生的心理品质的发展。

三、课程教学目标

整体目标：《沙盘游戏与心理成长》课程是培养学生发展自我觉察能力，开发心理资源，发展幸福能力的一门课程。

① 通过本课程的学习，让学生从整体上感知沙盘游戏的治愈作用，探索和了解自己所具有的积极心理品质和这些品质对心理成长和发展的重要意义。

② 训练学生进行正确的认知、学习积极的应对，树立学生乐观、积极的心态，树立正确的人生态度。

③ 培养学生积极的人格特质，建立积极关系的能力，为今后的学习、工作、生活奠定良好的心理素质基础。

职业能力目标：能够进行自我管理和自我调适；能够创造良好的人际氛围；能够承担工作、生活中的压力；能够正确应对工作和生活中的困难；能够分析和解决问题的能力。

　　社会能力目标：具有良好的自我认知能力；具有良好的情绪管理能力；具有建立积极的关系的能力；具有正确的应对能力；具有发展自我的创造力。

四、课程内容和要求

序号	教学内容（工作任务或教学单元或模块）	知识内容与要求（必备的知识）	技能内容与要求（应具备的技能）	参考课时
1	概论	沙盘游戏与心理成长	了解沙盘游戏和团体心理辅导的相关理论知识	2
2		沙盘及其发展的历程	沙盘的中国文化基础	2
3	单元一：认知沙盘	团队创建及团队契约	沙盘团队的组建	2
4		揭开沙盘的面纱：摸沙	通过体验认知沙盘及沙	2
5		熟悉和了解沙具	了解和感受沙盘、水、沙	2
6	单元二：积极品质	感恩：我的感恩表达	沙盘呈现及团体讨论分享	2
7		信任：一个生活场景	熟悉沙盘及沙具的运用	2
8		坚持：我的信念	用沙具和沙表达对信念的坚持	2
9		包容：我被包容	通过沙盘讲述自己被包容的故事	2
10	单元三：探索自我	我的童年	用沙盘讲述自己的一个童年故事	2
11		少年我心	用沙盘讲述自己少年时代的故事	2
12		现在的我	用沙具和沙表达现在的自己	2
13	单元四：发展自我	自卑与超越	探索自我的自卑来源并超越自卑	2
14		我的梦	通过沙盘呈现自己的一个梦境	2
15		我们的未来	通过沙盘呈现对未来的积极想象	2
16	课程总结	回顾与交流	总结、分享	2
		总计		32

五、实施建议

1.教材选用建议

　　本课程教材选用《荣格与分析心理学》（申荷永著）和《沙盘游戏疗法》（高岚、申荷永著），学生在图书馆借阅相关沙盘游戏治疗的书籍，或可选用沈绮云主编的《大学生心理健康教育》，教师根据课程标准和授课计划自编教学讲义。

2.教学方法建议

　　在教学方法上采用任务驱动式教学法。根据《沙盘游戏与心理成长》课程的特点，将理论知识的讲授融入于教学任务中，通过沙盘游戏与团体辅导训练，促进学生的参与，提高课程的互动性、体验性；通过将理论学习和实践训练相结合，培养学生对心理学知识的理解和掌握，促进学生心理品质的发展和内在成长。

3.考核评价建议

考核评价方法采用过程性考核，将学生平时学习过程中的态度、参与度体现在考核项目中，将教师考核与学生考核相结合。

总分＝平时出勤×20%＋心理训练×40%＋作业考核×40%

4.课程资源的开发与利用（略）

5.其他说明

本课程适用于所有选修该课程的学生学习之用。其他相关专业课程亦可参考。

六、编制说明

（1）本课程标准由心理健康教育与咨询中心沈绮云编制。
（2）执笔人：沈绮云。
（3）审核人：×××。

案例6-2 《沙盘游戏与心理成长》授课计划

课程整体教学设计内容如下。

1.课程的地位和作用

《沙盘游戏与心理成长》是针对全校所有专业学生所开设的心理素质培养核心课程之一。让学生能够进行积极的自我觉察，学习从正确的视角去看待生活、看待自己、看待他人，使学生能够学会正确认知、归因、应对。通过具体的沙盘体验和训练活动，使学生在参与中感受，在感受中成长。

2.课程教学目标

整体目标：《沙盘游戏与心理成长》课程是培养学生发展自我觉察能力，开发心理资源，发展幸福能力的一门课程。

职业能力目标：让学生能够进行自我管理和自我调适，能够创造良好的人际氛围，能够承担工作、生活中的压力，能够正确应对工作和生活中的困难、能够分析和解决问题的能力。

社会能力目标：使学生具有良好的自我认知能力，具有良好的情绪管理能力，具有建立积极的关系的能力，具有正确的应对能力，具有发展自我的创造力。

3.课程主要教学内容及组织

课程主要内容包括理论讲授和沙盘游戏实践及团体辅导训练。其中概论及理论讲授8课时，沙盘游戏训练共计22课时，课程总结2课时。共32课时。

4.课程教学方法选择

在教学方法上采用任务驱动式教学法。根据积极心理学课程的特点，将理论知识的讲授融入于教学任务中，通过案例、讨论、心理训练、视频等，促进学生的参与，提高课程的互动性；通过将理论和实践相结合，培养学生对积极心理学知识的理解和掌握，以及灵活运用的能力。

5.课程教学情境设计

根据沙盘游戏的原理设计心理成长的四个单元及教学情境。包括：认知沙盘、探索自我、认知自我、发展自我，每一个单元包括若干个教学任务，通过沙盘的制作完成教学任务。

6.课程考试/考核方法等（此表不够可延伸附页）

考核评价方法采用过程性考核，将学生平时学习过程中的态度、参与度体现在考核项目中，将教师考核与学生考核相结合。

总分＝平时出勤×20%＋心理训练×40%＋作业考核×40%

周次	授课内容	课时数	备注
3	概论：沙盘游戏与心理成长	2	
4	概论：沙盘及其发展的历程	2	
5	单元1-1：团队创建及团队契约	2	
6	单元1-2：揭开沙盘的面纱——摸沙	2	
7	单元1-3：熟悉和了解沙具	2	
8	单元2-1：感恩——我的感恩表达	2	
9	单元2-2：信任——一个生活场景	2	
10	单元2-3：坚持——坚持实现我的理想	2	
11	单元2-4：包容——我被包容	2	
12	单元3-1：我的童年	2	
13	单元3-2：少年我心	2	
14	单元3-3：现在的我	2	
15	单元4-1：自卑与超越	2	
16	单元4-2：我的梦	2	
17	单元4-3：我们的未来	2	
18	总结：回顾与交流	2	
总计		32	

任课老师：沈绮云

教研室主任：（略）

本计划一式三份，教务处、本部、教师本人各一份。

案例7 某大学相关专业的必修课程——《沙盘心理技术》课程大纲／蒋莉

一、课程的性质

略。

二、课程目标与设置

1.目标（略）

2.适用专业：幼教专业、社会工作专业、养老专业、人力资源专业

3.教材：刘建新，于晶《沙盘师训练与成长——体验式团体沙盘心理技术实用教程》

4.学期：二个学期共64学时，4学分

三、课程内容和要求

（一）第一学期

第一个学期32学时，周2学时。课程内容和要求具体如下。

1.组建团队，建立安全感的意义与操作（2学时）

（1）破冰。

（2）分组，建团队。

2.沙盘的基本理论（4学时）

（1）心理学的起源和终极意义与沙盘心理技术的学习。

（2）沙盘游戏治疗的历史、内涵及三大理论基础（沙盘游戏"三足"）。

3.认识沙盘各要素（4学时）

（1）操作体验1：与沙盘各要素建立连接的体验操作–1。

（2）操作体验2：与沙盘各要素建立连接的体验操作–2。

4.体验式团体沙盘心理技术及核心理念（4学时）

5.沙盘心理师初级"人格"实用理论和"共情"的人格基础（14学时）

（1）操作体验3：沙盘治疗师初级实用"人格"理论的体验操作。

（2）操作体验4："意识到无意识中播种"的初级体验操作。

（3）操作体验5："不评价、不分析、不解释、多感受"的内涵及操作方法。

6.团体沙盘心理技术理论及其应用（4学时）

（二）第二学期

第二学期32学时，周2学时，课程内容和要求具体如下。

1.组建团队（2学时）

（1）破冰。

（2）再建团队。

2.分析心理学基本理论（12学时）

（1）分析心理学及沙盘情景下的治愈因素。

（2）沙盘心理师中级"人格"实用理论。

（3）操作体验1：进一步扩大意识容器–1。

（4）操作体验2：进一步扩大意识容器–2。

3.沙盘情境下的安全氛围的意义及操作（4学时）

操作体验3：沙盘情境中营造安全氛围的操作体验。

4.音乐、绘画、舞动等治疗技术在团体沙盘心理技术的应用（4学时）

操作体验4：音乐、绘画、舞动在沙盘情境中的体验。

5.沙盘师的个人成长模式与成长规划（4学时）

操作体验5：庄家"最佳选择"和非庄家"可接受的结果"的操作。

6.沙盘心理技术团体训练的策划与组织（6学时）

操作体验6：沙盘心理技术团体训练策划讨论。
操作体验7：团体主题沙盘。

7.考核评价建议

考核评价方法采用过程性考核，将学生平时学习过程中的态度、参与度体现在考核项目中，将教师考核与学生考核相结合。

$$总分 = 平时出勤 \times 20\% + 心理训练 \times 40\% + 作业考核 \times 40\%$$

（执笔人：蒋莉）

案例8 体验式团体沙盘心理技术在小学心理健康课中的应用——大连绿波小学沙盘心理课教学计划/王玲玲、鲁靖

一、指导思想

心理健康教育旨在提高小学生心理素质，是实施素质教育的重要内容。我校在小学阶段开设心理沙盘课是以《中小学心理健康教育指导纲要》为指导思想。小学生处于生理和心理发展的初始阶段，在这个重要的时期，学生在学习、生活、人际关系以及思维等方面，会遇到各种各样的问题，对于不善表达的小学生来说，沙盘游戏更有助于帮助小学生适应小学生活，释放学习压力，缓解交往中的矛盾冲突，愉悦身心。

二、教学目标

总体上，帮助学生适应小学的学习、生活，培养正确的学习观，养成良好的学习习惯，积极地对待学习、生活中遇到的问题；尝试与人相处，能有效地和同学老师家长进行沟通；可以意识到自身的发展变化，了解自己；逐步学会调节和控制自己的情绪。

三、教学措施

（1）在三～六年级每个班开设沙盘心理课，每月一次。

（2）个别学生进行一对一的沙盘辅导，学生自愿预约以及班主任老师的推荐。

（3）针对某一类似的心理问题进行团体沙盘辅导。

（4）定期开设亲子沙盘工作坊，加强亲子间的有效沟通。

四、总体课时计划

每月每个班一次沙盘课，全学期共4次，共8课时				
课时	课程内容	计划课时	起止日期	完成情况
第1课	快乐童年	2课时		
第2课	互助友爱	2课时	4月1日~6月24日	
第3课	兴趣搜索	2课时		
第4课	展望未来	2课时		

五、具体计划（2015 ~ 2016学年第二学期）

以六年级为例，具体计划如下。

上课具体日期（年-月-日）	班级
2016-4-1	6年级1班
2016-4-8	6年级2班
2016-4-15	6年级3班
2016-4-22	6年级1班
2016-4-29	6年级2班
2016-5-6	6年级3班
2016-5-13	6年级1班
2016-5-20	6年级2班
2016-5-27	6年级3班
2016-6-10	6年级1班
2016-6-17	6年级2班
2016-6-24	6年级3班

（授课教师：王玲玲、鲁靖）

案例9 体验式团体沙盘心理技术在学科教学中的应用

案例9-1 沙盘在语文课上的应用——《草虫的村落》(六年级上)的沙盘辅助教学教案/杨莉、孙冬怀、雨杉

一、第一课时

(1)在教室里要求学生先读两遍课文,标出生词。思考题如下。

① 文章主要写什么?

②《草虫的村落》给你留下了什么样的印象?

(2)到沙盘室之后。要求:

① 按每组人数不超过7人来分组,每组都选出今天的组长,并确定轮流做组长的顺序;

② 要求教室内保持安静,同学们不用语言交流,每人拿不限数量的沙具,能够代表你理解的课文内容,自己在沙盘里进行摆放。

(3)摆放结束后。进行交流:看着自己的画面说说自己对课文的理解。

(4)根据分享,小组商量对小组画面进行调整;再分享整个画面给你留下的印象。

(5)比较课文与画面相似与不同的地方,谈个人感受。

(6)再读课文,看看有没有补充的地方。

(7)每组选一人作为解说,进行组间交流。解说要求用优美的语言讲解你对课文内容的理解。

(8)再有感情地集体朗读课文。

(9)总结提问:文章主要内容是什么?

(10)说说本节课的收获。

(11)家庭作业

① 完成生字练习。

② 读课文,完成课后思考题① 和②;用笔把相关的语句在书本上划出,把你的感受在书上进行批注。

③ 选一道思考题,再想一想:你准备怎样用沙盘呈现出来。可以从自己家中带来自己喜欢的特色沙具。

④ 回想今天语文课上的沙盘画面,结合自己的感受完成日记。

二、第二课时

（1）沙盘室里，按上节课的分组坐好。

（2）自己快速读课文，独立思考课后两道思考题。

（3）今天的组长带领小组对以上两道思考题进行讨论，说说自己对思考题的想法；交流自己的读书感悟。

（4）在组长的带领下，进行主题沙盘《草虫的村落》摆放；彼此进行交流，说说自己的感受（组长决定主题及细则）。

（5）再讨论思考题，感悟课文内容，说说沙盘摆放前后自己不一样的想法。

（6）学生总结本节课的所学内容。

（7）质疑问难环节。

（8）老师发卷；课堂检测。

（9）家庭作业：试着把你在课文中积累的好的词语、好的修辞用在日记里。

（10）学生们在课堂上实际的分享如下。

① 看到这幅沙画，我仿佛就是其中的小圆虫，穿着漂亮的外衣，自由自在地飞舞。

② 作者内心是安静的，所以看见眼前的景象是静谧的。我一下子就知道"静谧"的意思啦！

③ 挺好的，小的、绿色的草地就是作者游历的村落，尽管城市就在身边，可是，就是一下午时间的放松多好啊！

④ 作者的想象力很丰富，他把一个草丛边上有甲虫的小土堆想象成了一个"草虫的村落"。通过沙盘，"草虫的村落"真的出现在我们面前。

⑤ 我觉得很开心，我们每个人都要要好好表现，每篇课文都可以通过沙盘操作有更好的理解和有创作，在这里时间过得快。

三、第三课时

（1）总结全文，归纳写作方法。

（2）请你写一写自己观察过的小虫，插上想象的翅膀，回想沙盘的画面，完成"小练笔"。

（3）每个组员都完成后进行组内互评，再次修改自己的"小练笔"。

（4）请愿意分享的同学在全班分享，师生共同评价。

（5）再次修改，上交评分。

不同的课文我们可以采取不同的设置，有的可以是有主题的，有的可以是无主题的，甚至还可以通过创造性地制作沙具来完成。通过几个学期的沙盘语文教学实践，学生不仅爱学习了、学习效率提高了，同时心态更"阳光"了，同学之间也更团结了。我坚信，体验式团体沙盘心理技术的这种教学资源的应用是有效的，可以让学生们学习水平与心灵成长双丰收。

案例9-2　体验式团体沙盘在中学思想品德课上的应用/吴迪、孙冬怀、杨莉、雨杉

人教版道德与法治学科七年级第三单元师生长情第七课亲情之爱第二框《爱在家人间》

【课程目标】

（1）情感、态度和价值观目标：正确认识父母对自己的关爱和教育，通过使用沙盘心理技术呈现冲突、解决冲突，让学生意识到要主动与父母沟通，能从感情上热爱父母。

（2）能力目标：在沙盘情境中发现并掌握与父母沟通的技巧，提高运用正确的方式与父母沟通的能力，提高调适"逆反"心理的能力。

（3）知识目标：了解对家人怀有爱的原因，接受爱的不同表现，在沙盘情境中了解自己与家人之间产生矛盾既有自己青春期逆反的原因，也有两代人在心智、学识和经历等方面存在差异的原因，了解并掌握解决与亲人发生碰撞的方法和技巧。

【教学过程】

教师：你爱你的家人吗？你最爱你的哪一位亲人？为什么？

每个人的内心都有一份对家人割舍不断的感情。这份感情，或是因为他们给了我们生命，或是因为他们为我们的生活操劳，或是因为他们分享了我们的喜悦和忧伤，也或是因为他们是我们生命中重要的影响者、或是因为他们是我们成长的陪伴者和见证者等。正式由于这样一种关联，形成了家人之间割舍不断的亲情。

每个人对爱的理解不同，所以不同的家庭中爱的表达方式也不同，严格也好，赏识也好，碰撞也好，这些都是爱的表达。下面我们探讨一下在表达方式中最激烈的一种——碰撞。为什么会与父母发生碰撞，发生碰撞后怎么解决呢？

学生活动1：回想与父母发生冲突的场景

教师：请大家调整好坐姿，闭上眼睛，深呼吸，把手放到沙箱中，让你的注意力在手与沙的接触上，在感受沙的同时，慢慢地回忆一下你与父母发生碰撞的情境（停留2分钟左右），把刚才回忆的某个情境让它清晰、放大并定格。

现在我们做几个深呼吸，在我数到1时，慢慢睁开眼睛，5、4、3、2、1。

现在我们到沙架前最多用3个沙具呈现你刚才回忆到的情景，拿好后就回到沙盘中摆放，想怎么摆就怎么摆。这中间不用语言交流。小组成员全部回来摆完后，我们再交流。

学生活动2：分享各自的"爱的碰撞"

从庄家开始，按照顺时针的方向介绍自己所拿沙具及与父母发生碰撞的场景，同组成员请认真聆听，不要随意打断。

班级内分享学生的冲突（提前征得学生的同意）。

学生活动3：寻求产生碰撞的原因

产生冲突既有家长的原因，也有自己的原因，所以问题的解决需要双方共同努力。

学生活动4：探究解决碰撞的方法

小组合作共同完成讨论：我们可以通过哪些途径和办法来解决这一冲突呢？（合作时间5分钟）

各组汇报方法，师生一起讨论哪些方法适合，哪些方法不适合；教师补充沟通的技巧和方法。

学生活动5：运用方法和技巧解决自己的问题

通过刚才的讨论，同学们一定了解了当与亲人发生碰撞时，我们有很多解决的办法，现在我们回到自己的沙盘情境中，用1分钟的时间看看，如果再发生类似的事，你会通过哪些办法解决呢？可移动沙具或添加最多2件沙具。回到小组后，请同学们再分享一下你是如何解决碰撞的。

学生活动6：观看微课《父母之爱》

小结：爱需要沟通，爱需要智慧，爱需要呵护，爱需要珍惜！

案例9-3　思想品德沙盘课设置/张晓红、杨莉、雨杉

体验式团体沙盘心理技术为思想品德课开启了新教学手段。在沙盘操作中，我们把教学内容引入，学生把课程内容用生动形象的画面表现出来，并通过团体分享，相互学习与成长，最后教学要点基本是他们来总结。这种方式激发了孩子的兴趣，并且知识学习的同时，情感也加入其中，使知、情、意、行的认识过程得到完整的体现。教学目标容易达成。

第一单元　相亲相爱一家人

第一课　爱在屋檐下

　　　1.我知我家

1. 竞争？合作？

2. 合作！竞争！

（沙盘主题：竞争与合作）

第九课　心有他人天地宽

1. 海纳百川有容乃大

2. 换位思考与人为善

3. 平等尊重你我他

（沙盘主题：感恩朋友）

第十课　诚信做人到永远

1. 诚信是金

2. 做诚信的人

（沙盘主题：诚信）

例："第一课：爱在屋檐下"操作

沙盘主题：我爱我家

具体流程：

（1）按事先分好的小组坐好，摸沙并下达主题

（2）宣誓

（3）摆放沙具

"老师讲述爸妈对我的爱"，由此故事让同学们也回忆一下父母对我的付出有哪些？再要求同学们去拿沙具。

①一次拿与"父母对我的付出"有关的沙具最多4件；

②从庄家开始按商量的顺序轮流一次性摆放；

③组内分享：首先说自己沙具的故事、摆放的理由、当时的感受、摆放完后的感受；

然后再说看整个小组沙盘的感受；

最后转圈观察自己组的沙画作品。

④每个小组庄家留下，将小组内所有的故事编成一个故事，用第一人称讲给其他组的成员听；本组其他成员到下一组听故事，直到轮流一圈回来，再讲给自己组员听。

（4）全班分享

全班以小组为单位分享这次主题沙盘《我爱我家》的感受，回家后用自己的方式表达一下对父母的感恩之情，并记录反馈。

案例10　体验式团体沙盘心理技术在中学生发展中的应用

案例10-1　"最具成长小组"沙盘工作方案/石三姝、雨杉

1.目的

沙盘心理技术是目前最有效的心理健康与心理成长工具。初中生面临的不仅是学习的压力，也有青春期的许多成长烦恼。我们将通过沙盘心理技术让那些聪明但调皮的学生们释放不良情绪，调整心智，激发他们内在发展的动力，重新找到生活与学习的乐趣，成为发展最快、最好的学生。

2.组建团队策略

公开招募；班主任推荐。

3.活动方案（累计12次）

［第一次］组建小组，热身及团队建设。

［第二次］简单要素沙盘1：发现自己最真实的需要，寻找解决问题的途径，尝试满足这些需要。

［第三次］简单要素沙盘2：学会规则，建立与他人相处模式。

［第四次］"我的生活"主题：展示生活现状，更清晰地认识自己，为自己找到新的成长点。

［第五次］"我最棒"主题：寻找自己最优点，建立自信。

［第六次］"你最棒"主题：从他人眼中获得自我认知，建立自信。

［第七次］"感恩"主题：学会感恩，用"阳光"的眼睛看世界。

［第八次］"坚强"主题：发现自己在逆境中的闪光点，从而树立在逆境生活的心态。

［第九次］"爱自己，送礼物"主题：爱自己才能爱别人，当爱不足时，会用其他方式来寻求爱的满足。所以先学会爱自己。

［第十次］"再送自己礼物"主题：多多爱自己，满足自己。

［第十一次］"感恩同伴"主题：注重同伴友谊，感受来自同伴之爱，建立生活信息。

［第十二次］"共创美好明天"主题：憧憬未来，让美好未来的画面成为激励今后成长发展的动力。

（××中学心理健康室　石三姝）

案例10-2 某中学"最具成长沙盘组"招募宣传

招募了！

亲爱的同学们，我们的沙盘游戏室建好了，有很多小玩具，也会有很多小伙伴，我们一起游戏吧！现向七年级、八年级共招募12人，男女生不限，喜欢游戏就行。我们将在这里成长，通过一周一次（午休时间）的12次游戏活动，我们将获得心灵的成长，体会到生活的乐趣，感觉到学习的快乐，成为同学们羡慕"最具成长"的榜样！！！来吧，等待你！

报名日期： 月 日~ 月 日。

报名地点：506沙盘游戏室。

联系人：石三姝。

【如果老师不在，请留下小字条，写明班级、姓名、性别、年龄；额满为止，超出人数会按先后顺序转入下一期。】

案例10-3 高中生人际问题沙盘工作方案——新疆昌吉市奇台县 一中发起的沙盘小组

1.活动目标

解决高一学生适应与交往问题，提高学生人际交往能力。

2.活动对象

高一新生。

3.招募

简报招募12名，自愿参与；通过抽签分成两组。

4.活动时间

每周一次（一个学期结束）。

5.活动内容

［第一次］活动主题：破冰之旅，建设团队。

［第二次］摸沙体验，心灵绘图。

［第三次］信任。

［第四次］宽容。

［第五次］责任。

［第六次］真诚。

［第七次］我的高中。

［第八次］我的班级。

［第九次］有你真好——我和我的同学。

［第十次］感恩。

［第十一次］无主题（自由创想，体现团队精神）。

［第十二次］无主题（即兴创作，随心而为）。

结束宣誓（略）；活动在队歌中结束。

案例10-4　沙盘心理技术提升中学生积极心理品质的方案/樊嘉、雨杉

初中生正值青春期，同一性及角色混乱正困扰着年轻人。正因如此，对于初中学生这一群体而言，他们的健康教育及心理质量的培养至关重要。应尽早开展预防性和发展性的积极心理健康教育，挖掘并促进全体学生积极心理质量的发展，促进个体潜能最大程度地发挥，为初中生的健康成长导航。我们通过沙盘这一载体，利用团体的形式，帮助激发初中生感恩的品质，引发感恩的情怀，学习用语言和非语言方式表达感恩；提升自己与他人的感恩能力，与他人更加和谐地相处。

1.研究设置

招募筛选初中生60 ~ 65名，分为实验组（30 ~ 32人）及对照组进行活动，对照组不进行任何培养，只进行前后测。

2.课程周期

每周3 ~ 4次，一次60分钟，共8次。

3.内容及流程

课程大纲见下表。

周数	课程内容	课程目标
第一次	用沙盘进行团队建设——"我的团队我做主"	认识沙盘，进行摸沙体验，完成团队成立，建立关系
第二次	最棒的自己	使团体成员增加彼此的熟悉度，发掘自身的优秀品质
第三次	别人眼中最棒的自己	增加团体成员的信任感，建立有效的沟通方式，感受在别人眼中的优秀品质
第四次	感恩家人	故事引导、音乐主题烘托气氛，引发感恩家人的情怀

周数	课程内容	课程目标
第五次	感恩老师、朋友或同学	音乐主题烘托气氛，引发感恩师长朋友的情怀
第六次	感恩自己	在放松的状态，以感恩冥想的方式感恩自己
第七次	感恩大自然	音乐主题烘托气氛，以开放式主题沙盘来表达对大自然的感恩
第八次	同心同德	群策群力，寻找提升感恩能力的方法

 案例11　某小学体验式团体沙盘危机干预方案／艾骊、朱绒霞、雨杉

　　背景：学校因楼外煤气泄漏，有几个学生有中毒症状，住几天后，一批学生都说出现了症状，学校很着急，想做危机干预。

一、前期准备

1.招募志愿者

　　招募陪伴志远者5名。

　　在当地招募5名志愿者，一起去往学校陪伴学生。为志愿者提供为期半天的沙盘心理危机干预培训。

2.准备工具

　　（1）团体辅导所使用的材料。

　　（2）沙盘5人一组，一组一个沙盘。

　　（3）沙具1200个。

　　（4）音乐。

二、设置

1.第一天（2016年1月5日）上午

　　五年级共有50名学生。遇到事故的学生8名。首先做破冰游戏①《过电》。

全体学生以圈形站立。伸出左手，手心向下；伸出右手，食指向上，并与相邻的同学的左手手心接触。老师随机喊一些数字，当喊到尾数是7的数字时，学生要握住左手，抓住相邻同伴的右手，同时右手要尽快逃离，体验紧张的感觉。

放松游戏② 播放音乐。让学生进行肢体放松；放松的顺序依次为手、臀部、头部、躯干和腿部。

游戏③ 啄木鸟在行动。全班学生分4组，推荐产生一名组长。每人领取吸管一根，在组长带领下练习5分钟。每个人把吸管衔在嘴里，把双手放在背后，扮成"啄木鸟"口衔吸管传递"虫子"（使用橡皮筋代替"虫子"）。每组12人，分为6对，每对相对而立，相距10米迎面接力传递，只能用吸管，不能用手，用时最少的组为胜。

进行团队建设。50个人分为10组，用报数的方式分好组后，给每个小组5分钟时间，组员姓名、说出自己的爱好、特长；接着每个小组发白纸、彩色笔，在指定的时间内完成团队的建设并展示。

2.第一天下午

导入期完成后下一步要进入事实期阶段。让8名重点的学生（也可以是全班同学）用沙盘把事件过程摆出来。

根据摆放的沙盘，大家分享个人在事件过程中的感受。

进行组间分享。老师做一个小总结：事件后出现的症状都是正常的，不必恐惧，这都是非正常事件后的正常症状。

做一个主题沙盘——"迎接新的一年"。

同学们希望用什么样的方式迎接新年，在新年里有什么想法，让他们在沙盘里将这些内容呈现出来，并在组内分享。

3.第二天上午

做一次5分钟的手指操。邀请学校相关领导宣讲对于此次事件过后，学校采取的各项措施，预防同类事件再次发生。

做一个主题为"我有办法"的沙盘。学生们把听到的内容用沙盘摆出来。并且让孩子们自己想出办法来消除自己的恐惧。摆完后进行组内分享、组间分享。

4.第二天下午

做一个主题为"20年后的我"的沙盘，让孩子们在不限沙具的情况下把自己的未来呈现出来，选出庄家并在组内、组间分享。

2015年12月30日

 案例12 体验式团体沙盘心理技术在学校的
整体应用/鲁婧、陈永欣

　　大连市绿波小学应用沙盘心理技术进行"健康学校"创建，不仅用于学生的心理健康，也用于学科辅助教学，并开展老师团队的减压体验活动，并应用于周末家长学校，收到了非常好的效果。

　　选派15名骨干教师经过三天体验式团体沙盘心理技术初级培训后，进行以小组为单位的10次以上的团体体验与成长后。全面打造健康学校。

　　详细信息见图1。

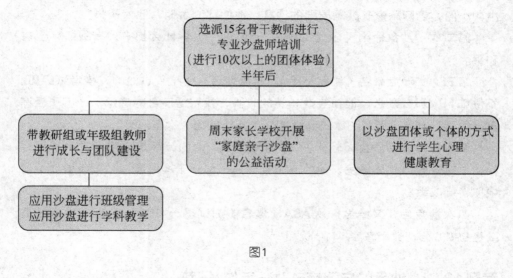

图1

 案例13 体验式团体沙盘心理技术在学校中
一对一工作

案例13-1　考前焦虑沙盘干预/郭丽芳

　　一位初三学生，14岁，班主任推荐

　　该学生第一次模拟考试数学考134分，之后的测验连120分都上不去，家

长和老师都十分着急。

学生自述：在中考前两个月的一次模拟考试开始前，开始意识到中考日益临近，决定命运的时刻很快就要到来，带着这种心情参加了第一次大型模拟考试；由于对考试看得太重，考试紧张，考试开始一段时间脑子一片空白。

结果这次考试几门课考得相当差，成绩出来后更让自己感到吃惊，竟然下降到班级的二十几名（原来在班级排前五名）。考生目前天天头疼，注意力不能集中。

使用SAS量表对求助者的焦虑情绪进行了测量，标准分为56分。属于轻度焦虑。

建议用沙盘干预。

第一次：摸沙之后创作沙盘，命名为《江南小镇》。该学生说自己就是河中的小船，老师跟家长就是周围的沙具，他们都盯着他，他太紧张。

第二次：沙盘命名《多元世界》。他说这个世界什么都有，有战争，也有和平。

第三次：沙盘命名《络绎不绝》。沙盘之后，他给我讲他的二模考试经历。不像第一次那么紧张，他在答数学卷的时候，找到摆沙盘的感觉，一下子轻许多，数学136分，老师和家长都挺高兴，其实就比上次多两分。

第四次：命名沙盘《轻松》。考前的两天，他的分享是心里感觉的确很轻松，总有一股力气要爆发，他的心态就像河一样，干净、缓慢；要争取在中考中取得好成绩。

四次沙盘后，又给做一次ASA，焦虑值测试得分45分。他最后中考的成绩是599.5分，数学考了141分。

案例13-2　沙盘的自闭症一对一工作／杨莉

男孩，8岁；在正常学校上学，由保姆陪读。男童没有与人对视的习惯，跟他说话他会重复，听不懂别人的指令，在一张纸上画来画去，行为刻板，上课随意走动，被老师或同学说时，大喊大叫；被三甲医院诊断为自闭症。家长送到他正常学校读书的本意是不求他学习，只求他能够感受集体的氛围。

坚持给他做沙盘四年，共128小时。

前8次一直在扬沙，但同学反映他上课乱走的次数少了；家长反映可以领着他逛超市；一年以后，家长说能带着他去逛早市了，会用笊篱搔痒了。

现在在学校偶尔还是会喊叫，但被关注到后会很快停下来。

案例14 体验式团体沙盘心理技术在幼儿园
的应用方案

案例14-1 哈尔滨高瞻幼儿园的应用/刘丽红、陈永欣

2013年幼儿园计划把沙盘用于幼儿教育的各个方面。因此，在全园进行了教师、家长的全员培训。之后的半年时间，园长刘丽红女士每周都组织教师、家长进行沙盘的成长体验。2013年年底正式用于孩子们的课堂；现在每周孩子们都会有一次团体沙盘课。2014年8月，教师进行了一次团体督导，教师们通过实践更加坚信沙盘的治愈功能。

因为教师们都学习过体验式团体沙盘心理技术，因此，每一个班的沙盘体验活动都由教师们带领，一周一次。

每班孩子分成几组，每组3～4人，进行团体沙盘，孩子们以游戏为主，针对问题孩子，教师们做一对一工作。

教师们工作后报告说：① 没做什么，五六次之后孩子们变化都很大；② 中班按规则进行团体沙盘，孩子在六次左右就遵守规则了；③ 大班孩子学习的一些课程内容，也在沙盘游戏时带入，让孩子们更容易理解也更感兴趣；④ 开始时我们会给家长发微信汇报孩子们的沙画内容，但家长总会问一些问题，让我们来判断孩子是否有问题，我们也不知道怎么回答。

高瞻幼儿园在2年的团队成长基础上，又进行了一次全员培训，整体应用更加规范化。

（1）培养家长的积极心态。除了让家长也参与沙盘活动之外，还让家长带着观察本，从规定的几项中观察孩子每天的进步。园长提出"21天正能量训练营"的计划。

（2）以游戏的心态进行沙盘心理健康课。教师们每周也会把每一个孩子的点滴进步记录下来，一个季度写一份进步报告给家长（以前只是每次想着将孩子创作的沙画分析并汇报给家长）。

（3）看图说话等课程内容结合沙盘课来进行。

（4）每两周进行一次教师沙盘团体成长培训。

（5）每两周进行一次家长沙盘团体成长培训。

案例14-2　大连春雨幼儿园的应用/杨萍、戴琳

春雨幼儿园于2013年开始沙盘的整体应用，分别有10名教师分三批参加了专业体验式团体沙盘培训。

春雨幼儿园不仅把沙盘用于正常孩子，特别应用于二十几位自闭症儿童。

春雨的老师们设置了自闭症儿童团体沙盘，3个老师蹲着1小时陪伴5个小朋友做一次团体沙盘活动。老师们表示："我们希望通过团体沙盘，让他们学会社会规则。"这样的陪伴已经坚持了一年。

幼儿园老师们还经常举办周末的家长沙盘成长活动，特别为自闭症家长进行沙盘成长。

他们在走廊、教室、工艺室单处也体现全景沙盘的理念，孩子们可以用道具随处进行创作。

案例15　体验式团体沙盘心理技术家庭亲子的应用

案例15-1　一个小学周末家长学校的家庭亲子沙盘工作方案/杨莉、鲁靖、孙冬怀、雨杉

通过班主任向家长们告知"周末家庭亲子沙盘"在招募家庭，基本上是两个家庭一个沙盘。

周末每一个家庭做一次，共六次。活动组织人员由学校志愿者与社会志愿者来承担。

课程内容如下。

课程一：倾听彼此的心声。初步感受沙盘游戏，让全体家庭成员在快乐中了解沙盘；特别是用一组沙具重复摆放，让家庭成员理解如何从不同角度看一件事，同时也让每一个成员有平等说话的机会。

课程二：认识自己。通过沙盘，把自己内心对家人的印象表达出来，让每个人都能从对方眼中认识自己，以便增加相互了解，从而自己作出改变。

课程三：听我说。通过此环节的操作练习，让家庭中的每一个人能够彼此尊重，相互理解，学会倾听。

课程四：加强沟通。通过此环节练习，可以让家人们学会彼此之间的沟通与分享，并一同解决问题。

课程五：爱家人。通过此环节的练习，让家人们了解彼此给予的爱，让每一个人感受到这些爱，并在爱的氛围中成长。

课程六：畅想未来。通过此环节，让家庭成员的关系更加和谐，体现出沟通、协作的力量。

具体操作流程如下。

［例1］一个沙盘中一个家庭操作

课程一	倾听彼此心声 （初步感受沙盘游戏，让家庭在快乐中了解沙盘；特别是用一组沙具重复摆放，让家庭成员理解如何从不同角度看一件事，同时也让每一个人有说话的机会）	（1）主持人发放调查表，20分钟后收回调查表。 （2）由主持人讲解沙盘的定义、玩法以及沙盘在父母及孩子成长中的作用；特别强调在孩子教育中家长的陪伴力量；要求每一个家长都参与进去，没有观望者。 （3）布置作业：① 将每一次沙盘照片及感受于第二天交上来（信箱）；② 带着一份积极观察反馈表，下次课带回来。 （4）强调：把沙面抚平，把手拿开，在工作中不能用语言交流，不能碰别人的沙具，自己的沙具一旦摆放上也不能再移动。 （5）练习一遍组织纪律："最高指令，静悄悄"。 （6）请每组家庭派出一个代表重复主持人刚才强调的规则。 （7）请家庭决定谁先拿沙具，决定好了后请举手示意。 （8）主持人拿一个沙具，与每一个成员分享这一沙具与自己的故事；讲解之后，就进入工作。 （9）（如果拿沙具很方便）请大家一起到沙具柜前拿4～5个沙具（如果场地不允许，就由家庭中的第一位成员去拿4～5个回来后，由第二位成员去拿，再由第三位成员去拿）。 （10）回来后，请第一位成员开始讲一讲拿这些沙具的理由，其中一个沙具能引申出来的自己的故事。 （11）规则参考：由第一位成员摆放一个沙具，然后第二位成员再摆上一个，第三个再摆上一个；这算一轮。下一轮还是一人一个，中间不能用语言交流；如果想动沙，再减掉一个沙具（或者，一次1人把自己的所有沙具都摆放上，下一个人再把自己的摆上，中间动沙不减掉沙具）。 （12）开始分享。要求：① 摆放沙具时的想法；② 整体画面感觉如何；③ 给画面进行主题命名。 （13）强调给沙画拍照的规则，允许家庭拍照。 （14）请家庭成员把沙具再拿回手里，换一个庄家（第一个摆放人）来开始，重复步骤（11）～步骤（13）。 （15）把沙盘拆除，把沙具放回到原处。 （16）宣誓。结束今天的课程。

[例2]一个沙盘中2～3个家庭操作

| 课程一 | 倾听彼此心声
（初步感受沙盘游戏，让家庭在快乐中了解沙盘；特别是用一组沙具重复摆放，让家庭成员理解如何从不同角度看一件事，同时也让每一个人有说话的机会） | （1）主持人发放调查表，20分钟后收回调查表。
（2）由主持人讲解沙盘的定义、玩法以及沙盘在父母及孩子成长中的作用；特别强调在孩子教育中家长的陪伴力量；要求每一个家长都参与进去，没有观望者。
（3）布置作业：① 将每一次沙盘照片及感受于第二天交上来（信箱）；② 带着一份积极观察反馈表，下次课带回来。
（4）请每一个小组成员进行自我介绍，至少包含3个信息，让小组内的2～3个家庭彼此间迅速熟悉。
（5）强调：把沙面抚平，把手拿开，在工作中不能用语言交流，不能碰别人的沙具，自己的沙具一旦摆放上也不能再移动。
（6）练习一遍组织纪律："最高指令，静悄悄"。
（7）请一个小组出一个代表重复主持人刚才强调的规则。
（8）请一个小组决定谁先拿沙具，决定好了后请举手示意。
（9）主持人拿一个沙具，与每一个成员分享这一沙具与自己的故事，讲解之后，就进入工作。
（10）（如果拿沙具很方便）请大家一起到沙具柜前拿4～5个沙具（如果场地不允许，就由家庭中的第一位成员去拿4～5个回来后，由第二位成员去拿，再由第三位成员去拿）。
（11）回来后，请由第一位成员开始讲一讲拿这些沙具的理由，其中一个沙具能引申出来的自己的故事。
（12）规则参考：由第一位成员摆放一个沙具，然后第二位成员再摆上一个，第三个再摆上一个；这算一轮。下一轮还是一人一个，中间不能用语言交流；如果想动沙，再减掉一个沙具（或者，一次1人把自己的所有沙具都摆放上，下一个人再把自己的摆上，中间动沙不减掉沙具）。
（13）开始分享。要求：① 摆放沙具时的想法；② 整体画面感觉如何；③ 给画面进行主题命名。
（14）强调给沙画拍照的规则，允许家庭拍照。
（15）请一个小组成员把沙具再拿回手里，换一个庄家（第一个摆放人）来开始，重复步骤（12）～步骤（14）。
（16）把沙盘拆除，把沙具放回到原处。
（17）宣誓。结束今天的课程 |

案例15-2　一个家庭亲子沙盘/杨莉

该女孩10岁，小学五年级。班主任介绍：该女孩不合群，很聪明，成绩中下，越是有人在课堂观摩，越是提一些让老师下不来台的问题。父母亲都是知识分子。而这个女儿也常常拗着父母，让父母时常感到不知所措。母亲说父亲有过错，父亲说母亲太宠爱孩子。

父母要求：改善"抗上"，加强家庭和谐。

沙盘设置：在家庭框架下解决个人问题。

主题沙盘4次；家庭无主题沙盘3次；学生个人沙盘2次；共商主题创作1次。

家庭沙盘工作4次后：女孩开始交好朋友，主动跟老师打招呼，课上发言积极。妈妈开始关注到家人对她的关心，也认识到她自己的努力工作是想证明自己有价值，求得老公跟女儿的认可。同时认识到自己对老公的疏离。爸爸意识到太太跟女儿是他最珍贵的，工作中的情绪应该在进家门之前放下，把笑脸跟好心情带回家。

沙盘工作10次后，女儿变得和善了，而且在学校、家庭里都会抢着干活。父母从沟通方式到爱的方式也改变了许多。

案例15-3 二孩家庭亲子沙盘培训方案/张丽娜

"二胎时代"到来，如何关爱每一个孩子，让每一个孩子都健康成长，是每对父母都要面对的问题。不仅孩子要成长，父母更需要成长。沙盘提供了最好的成长环境，一家人通过沙盘游戏，沟通有了方法，爱有了方向。

时间		创作形式	操作流程	阶段目标
第一阶段 觉察期	第一次 120分钟	爱在家人间	（1）家庭风采展示 （2）亲子互动游戏 （3）走进沙盘世界 （4）主题沙盘创作 （5）布置家庭作业	呈现亲子间的无意识反馈，觉察家庭中亲子间相处模式、沟通情况
	第二次 90分钟	我的家	（1）亲子互动游戏 （2）主题沙盘创作——"我的家"	
第二阶段 深化期	第三次 90分钟	庄家沙盘	（1）亲子互动游戏 （2）庄家沙盘创作	促进亲子间深层次的心灵沟通，增进亲子间的相互了解
	第四次 90分钟	庄家沙盘	（1）亲子互动游戏 （2）庄家沙盘创作	
	第五次 90分钟	庄家沙盘	（1）亲子互动游戏 （2）庄家沙盘创作	
第三阶段 巩固期	第六次 90分钟	我的假期	（1）亲子互动游戏 （2）主题沙盘创作——"我的假期"	优化、巩固亲子之间积极的沟通、相处模式
	第七次 90分钟	二十年后的我	（1）亲子互动游戏 （2）主题沙盘创作——"二十年后的我"	
	第八次 120分钟	主题沙盘	（1）亲子互动游戏 （2）主题沙盘创作比赛 （3）总结与回顾	

案例16 体验式团体沙盘心理技术在孕期心理胎教中的应用

案例16-1 一个孕妇团体4次沙盘操作程序/王舒娟、徐洁、贠丽媛、雨杉

4次沙盘团体课程仅仅是对沙盘的初步体验。孕妇在孕期由于激素的变化，情绪容易产生波动。通过4次沙盘操作，让她们的情绪有一定的释放，让自己更快乐。

《快乐自己》：4次团体沙盘课程表

目标：通过会对自己的一些情绪波动进行疗愈的4次团体沙盘课程，释放一定的不良情绪，让自己有了"小快乐"。但如果有较长的情绪问题，4次沙盘课程达不到解决的目的。

周期：孕妇到医院检查时间为活动时间

主题	课程	目标
感受沙盘，认识自己	一次	初步了解目前的自己
释放情绪，感受快乐	一次	初步释放一些情绪，感受一定的快乐
建构蓝图，调动正能量	一次	初步调动一切正能量，让快乐保持
保持乐观，心怀梦想	一次	让美好的梦想成为自己的动力

案例16-2 一个孕妇团体6次沙盘操作程序/王舒娟、徐洁、贠丽媛、雨杉

6次团体沙盘课程主要针对有一些焦虑问题的孕妇。设置6次，让她们换一些角度看问题，心态更"阳光"，使整个孕期能够快乐地度过。

周期：以孕妇到医院检查时间为沙盘工作时间。

《阳光我心田》：6次团体沙盘课表

主题	课程	目标
感受沙盘，认识自己	一次	初步了解目前的自己
释放情绪，感受快乐	一次	初步释放一些情绪，感受快乐
	一次	进一步释放情绪，更进一步感受快乐

主题	课程	目标
释放情绪，感受快乐	一次	部分找到负面情绪的深层次原因，并予以解决，让快乐持久
构建蓝图，调动正能量	一次	调动正能量，使情绪稳定
保持乐观，心怀梦想	一次	保持乐观心态，心怀梦想，快乐生活

案例16-3 孕妇多个团体沙盘连续工作/王舒娟、徐洁、贠丽媛、雨杉

有时含有两个孕妇沙盘小组同时进行沙盘心理技术操作，培训师不参与到任何一个小组中。一般情况下，多个团体连续沙盘的初期，会有一些小组成员不遵守规则，培训师可以广而告之式地强调规则，而不要刻意指向某人。

每一次沙盘工作结尾时，可以请每一个小组代表分享沙盘，也可以让2个小组交换参观沙盘画面（若身体不方便则不要强求）。其形式可延续下去即可。团训可以进行4~12次。

沙盘团体训练操作步骤如下。

步骤1：培训师负责小组建设（小组初期培训师带领破冰活动，相互介绍并熟悉）。

步骤2：小组讨论某一种方式确定庄家。

步骤3：庄家制定规则（前几次可以由培训师来完成）。

步骤4：创造沙盘世界。

步骤5：回顾所拿沙具及依据。

步骤6：小组成员分享感受（自己沙具所处位置的感受、小组成员所拿沙具的感受、对整体画面的感受等）。

步骤7：修改或重建沙盘世界。

步骤8：连接沙游体验和现实世界。

步骤9：拍照。

步骤10：拆除沙世界。

步骤11：记录工作过程或分享时的感受。

培训师记录整理团训沙盘个案时，可以固定小组的序号，每一次按序号进行照相，并按小组序号进行小组记录分享，便于整理；也可以让每一个小组的庄家来用心记录，以作业的形式交给培训师。

案例17 体验式团体沙盘心理技术在企事业培训中的应用/张立萍、陈永欣、邹萍、李涵蒙、雨杉

案例17-1 沙盘"感恩"工作坊

[培训目标]感恩是一种生活态度，是一种美德，更是一种能力。感恩应该是社会上每个人应该有的基本道德准则，是做人的起码修养，也是人之常情。人与人之间的交往是一种相互协作与给予，只有学会感恩，我们的生活才能更加和谐。

我们将通过体验式团体沙盘心理技术感恩工作坊，让每一个人在体验式的沙盘游戏互动中体会自身优势和感恩心态，找到每个人感恩的积极品质，挖掘自我最大潜能，重新塑造人格，促进和谐的人际关系，从而打造团队的文化价值观。

[培训时间]2天。

[培训形式]体验式团体沙盘培训，每小组5~8人，6~8组以上。

[培训准备]课件、场地、沙具、沙、便携式沙盘、音响设备、纸、笔。

[培训内容及流程]

（1）破冰分组，小组安全感建立。

（2）介绍体验式团体沙盘及意义。

（3）阐释感恩与心理健康作用。

（4）操作流程如下。

操作1：最棒的自己。

操作2：别人眼中最棒的自己。

操作3：感恩家人。

操作4：感恩同事或朋友。

操作5：同心同德。

（5）收集感受；颁奖；宣誓等。

（6）合影：集体拍照，合影留念。

案例17-2 沙盘"职场减压"工作坊

[培训目标]通过团体体验式教学，让员工自己体会自身压力的来源和危害，找到排解压力的方法，有效防止压力带来的情绪变化，重新塑造人格，促

进和谐的人际关系，从而打造企业的文化价值观。

［培训时间］2天，每天8小时。

［培训形式］体验式团体沙盘培训，每小组5～6人，6～8组以上。

［培训准备］课件、场地、沙具、沙、便携式沙盘、音响设备、纸、笔。

［培训内容及流程］

（1）破冰分组。

（2）小组安全感建立。

（3）介绍体验式团体沙盘。

（4）讲解《压力及情绪管理》。

（5）摸沙。

（6）操作流程如下。

操作1：认识自己的压力，试着解决自己的压力。

操作2：主题沙盘《相濡以沫》寻找压力背后的支持力量。

操作3：主题沙盘破茧成蝶《飞得更高》寻找压力背后的动力。

操作4：主题沙盘《我自信，我勇敢》。

操作5：主题沙盘《你说，我听》。

操作6：向压力挑战大比拼。

（7）分享；颁奖。

案例17-3　沙盘"团队凝聚力"工作坊

［培训目标］通过团体体验式教学，让员工自己找到团队凝聚力，感受团队带来的荣誉感和归属感，相信团队的力量，重新塑造人格，促进和谐的人际关系，从而打造企业的文化价值观。

［培训时间］2天，每天8小时。

［培训形式］体验式团体沙盘培训，每小组5～8人，6～8组以上。

［培训准备］课件、场地、沙具、沙、便携式沙盘、音响设备、纸、笔。

［培训内容及流程］

（1）破冰分组。

（2）小组安全感建立。

（3）介绍体验式团体沙盘。

（4）介绍团队凝聚力及企业成长意义。

（5）操作流程如下。

操作1：摸沙。

操作2：寻找自己。

操作3：相信自己。

操作4：相信团队/被团队接纳。

操作5：凝聚力的核心主题——重新认识自我。

操作6：沙盘团队的力量——促进成长。

（6）培训师进行总结。

（7）团队凝聚力大比拼。

（8）结束语。

（9）活动后评估反馈。

案例18 体验式团体沙盘心理技术的学能综合训练/郭丽芳、杨莉、张勇、雨杉

我们以体验式团体沙盘心理技术为主，融合行为、音乐、绘画、家庭治疗等视、听、触多维度的技术，通过多种感官参与首先解决孩子情绪问题；再根据年龄特点，激发孩子的学习兴趣，提高观察力、注意力、记忆力、想象力、表达能力、思维能力、交往能力等，综合解决孩子的学习问题；并且在整个训练过程中，提高孩子的同理心、感恩心、自律心、积极心、自信心等。

课程准备：学员档案；前后评价表；沙盘；活动场地；彩笔、A4纸；贴小红花粘贴板；家长回馈手册。

课程形式：结构式团体沙盘综合训练【每周1次，每次3学时（2.5小时）】。

学员年龄：6～12岁。

课程设置：共四章，每一章四节（12学时），每一节3学时课。

第一章　改善情绪，减少分心

第一，初步建立在小团体中的安全感，为接下来的学习奠定同伴支持基础

第二，通过每一步骤释放不良情绪，以疏解深层因需要没有得到满足带来的焦虑，使情绪稳定，逐步改善因情绪问题引起的注意力不集中的问题

节数	课程目标
第一节 组建团队，表达自己	通过破冰、组建团队和沙盘课，使身心交互影响，提高注意力、观察力，建立相互的安全感；并释放情绪，满足无意识需要，增加快乐感

节数	课程目标
第二节 感知他人，接纳情绪	通过沙盘、音乐律动及涂鸦，让学生们再次释放情绪的同时，训练观察力与注意力；并在有节奏音乐中喊出心声，提高注意力，协调多种感官能力。同时，通过画笔"手绘我心"自主表达内在需求，更加开放心情
第三节 自我认知，稳定情绪	通过"我最棒"沙盘、音乐律动、游戏等课程，正确认知自己的优点，建立自信，稳定情绪；并加强注意力训练
第四节 开放快乐心，增加快乐眼	通过主题沙盘、音乐游戏、行为训练，满足每一个参与者快乐表达的愿望，并加强注意力训练并进行注意力、观察力大比拼

第二章　提升自信，增加学习兴趣
第一，进一步建立在沙盘情境中的安全感。
第二，进一步释放不良情绪，情绪稳定，提升注意力、观察能力。
第三，提升自信，增加学习兴趣。
第四，强化正确学习行为习惯，同时提高表达等写作能力，初步提高交往能力

节数	课程目标
第一节 同伴鼓励增自信	通过沙盘、音乐、游戏等课，使同伴相互认同，增加自信，加强彼此关系及协调力
第二节 寻找自信原动力	通过沙盘、绘画、行为训练等课程，挖掘自信的行为结果，提高自信心，勇于承担责任，并自信地协调各感官能力
第三节 自信表达，增加学习兴趣	通过沙盘、游戏设置及音乐游戏设置，增加学生们在游戏中的表达训练，培训自信并使他们产生学习兴趣
第四节 更自信结友谊	沙盘、音乐游戏等课，使参与者学会拥有发现优点的眼睛，从而更加自信，并在音乐中增加团队的和谐度训练

第三章　家庭和谐，做"听话"孩子
第一，父母参与训练中，成为孩子学习的最坚定支持者。
第二，初步掌握良好亲子沟通模式，并学会表达自己的感受。
第三，父母初步掌握自我成长方向，并与孩子共同成长

节数	课程目标
第一节 认知家庭互动模式	通过家庭沙盘、家长讲座课，通过亲人映射让每一个人觉察自己在家庭中的互动模式家长们学习"接纳情绪"的操作
第二节 最值得的表扬	通过家人主题式沙盘，让家庭的每一个人学会表扬与鼓励，学会欣赏； 学生们在"坚持"团体沙盘辅导中学会坚强； 家长学会"欣赏"的操作
第三节 倾听的力量	通过沙盘操作让家长们体会"四不"原则，并掌握"倾听"技巧，共同学会"爱"与"陪伴"
第四节 和谐的力量	通过共商主题的家庭沙盘，体现家庭和谐，相互学习与感染，共谈感受共受益

此后，家长可申请《智慧父母》课程，学生们再继续《专注力训练》或《国学》《写作班》或《交际班》

单元六　体验式团体沙盘心理技术培训和应用方案

第四章　提高专注力、完善学习能力
第一，建立起新的情绪反应模式，与家人、师生等和谐相处。
第二，完善并稳定良好专注力（注意力）、观察力。
第三，学会交往，学会表达，初步养成学习中的思考能力

节数	课程目标
第一节 学会感恩，改变心态	通过"感恩""自律"等主题沙盘，增加幸福感，加深对父母、对同伴的感恩。提高边界感，提高自律能力
第二节 自强，勇敢向前	通过"坚韧"主题沙盘及音乐协调性训练，挖掘意志品质，提高承压能力，强化协调能力
第三节 完善故事，练习写作	通过沙盘、绘画的主题画面，加强创意训练，并提高自我认知，完善人格
第四节 学习力全展示	通过学习力展示，增加友谊，共享团队快乐；强化在团体下的学习与和谐

案例19　体验式团体沙盘心理技术智慧父母应用/张雨明、郭丽芳、张勇、雨杉

　　沙盘心理技术是目前国际流行的心理治愈技术，国际沙盘心理技术应用研究院的专家们研发出适合家庭成长的系列课程，以家庭团体体验的方式针对夫妻和谐、家庭亲子、父母智慧等进行干预与成长。

　　3～12岁儿童父母的智慧沙盘见下表。

类别	次数	主题	目标
认知篇	第一次	亲人心镜	通过主题沙盘摆放，让父母看到家庭中存在的问题
	第二次	我最棒	在沙盘情境中了解自己、认识自己，建立正确认知自己的方法，并培养积极心态
欣赏篇	第三次	你最棒	在沙盘情境中学会发现家人的长处，促进和谐
	第四次	尊重关注-1	关注孩子就是积极地爱孩子，懂得他（她）的需要，从而学会尊重
	第五次	尊重关注-2	继续培训关注、尊重的能力

类别	次数	主题	目标
感恩篇	第六次	给自己礼物	想真正爱家人，首先学会爱自己，先满足自己的需要，才不会假借别人来满足自己的需要
	第七次	感恩家人	感恩是每一个人都具有的重要品质，只有激发感恩能力，我们会感受生活的快乐。与他人建立更加和谐的关系
	第八次	感恩自己	最值得感恩的也是自己，感恩自己也就学会善待自己，同时也就掌握善待他人的原因与方法，才能有发现别人长处的眼睛
沟通篇	第九次	聆听真心	我们往往没有等对方表达清楚，就自以为是地认为他会如何，而此误解造成沟通不畅
	第十次	我信息表达	在家庭沟通中，我们往往会向外找原因，会指责对方"你如何"，在此环节，我们训练"我－信息"的表达
	第十一次	追求和谐	和谐是家庭发展的最高境界，在此环节，我们训练家庭用更好的沟通方式追求和谐
	第十二次	和谐大比拼	智慧父母训练在此阶段作一次验证与比拼

案例20　体验式团体沙盘心理技术"特殊儿童家长学校"培训计划

随着社会的发展，儿童出生异常率越来越高，特殊儿童就成了社会与家庭特别关注的问题。比如，对自闭症儿童的心理干预已经引起了社会的广泛、深度关注。但是相对于对这个群体的关注度，对自闭症儿童家长的关注就几乎没有。我们都知道一个特殊儿童其症状的发生、发展和其家庭环境有密切关系，而特殊儿童的康复更需要良好的家庭氛围，而这个氛围主要是由具有安全感、心态积极、有责任感的父母创建的。因此，对于特殊儿童家长的积极干预也是我们心理教育工作者的社会责任。大量研究与实践工作已证明，我们以体验式团体沙盘心理技术为主来帮助这些家长们，使他们具有了积极心态，就会对这些特殊的孩子们更多地表现尊重、理解、信任、包容、支持和关爱，给特殊儿童的康复提供了一个良好的家庭氛围。

单元六　体验式团体沙盘心理技术培训和应用方案

好父母是需要后天学习的！亲子关系问题或夫妻关系问题也是他们童年生活模式的再现。研究表明，家庭心理干预有助于协助家庭成员适应其发展历程中的各种困难，改变家庭动力系统，恢复正常的家庭结构，也必将有助于家庭成员、特别是青少年的健康发展。

本课程体系旨在帮您更好地解决您在特殊儿童、亲子、夫妻和家庭问题中遇到的困惑与无力感，让父母与孩子一起在快乐的游戏中成长。针对特殊儿童来说，我们既是家长，也可以是自己孩子的治疗师，更能帮助我们自己成长以及家庭的和谐与幸福。

本次连续课程采取线上、线下两个阶段的培训。线上课程以特殊儿童家庭教育、夫妻和谐等课程为主，线下课程以家长心理健康成长、人格发展及家庭教育良好行为习惯操作为主。想进行下一个阶段培训，需至少先进行6个月的工作实践。如果想成为"特殊儿童家庭沙盘指导师"，需完成考核要求，通过审核后可授予"特殊儿童家庭沙盘指导师"。

一、主承办单位

主办单位：××××

承办单位：国际沙盘心理技术应用研究院
　　　　　大连健心海咨询有限公司

二、培训特色

体验式团体沙盘心理技术特殊儿童家长学校是国际沙盘心理技术应用研究院、中国心理干预协会沙盘心理技术专业委员会和健心海团队把沙盘心理技术又一次新的研发与应用。此培训线上采取家庭教育、家庭治疗等理论；线下课程仍采用"体验式团体沙盘心理技术培训"模式。在培训过程中，将在遵循沙盘心理技术基本工作态度及操作形式的前提下，结合家庭治疗理论，模拟家庭结构与家庭关系，通过结构式团体小组的操作，逐渐体会特殊儿童家庭亲子沙盘的操作意义及作用，以及与家庭治疗有关的技术与沙盘心理技术中相结合的实践和体验，使学员不仅掌握和谐家庭沙盘心理技术的操作，同时也在其中得到很好的个人成长。

"健心海"团队现已成功地培养了近千名已拥有相关资质并愉快地在中小学校、幼儿园、社区、妇幼保健院、综合医院等地进行身心治疗和身心健康教育工作的沙盘心理技术陪伴师和治疗师。团队现已完成多项国家级有关特殊儿童心理干预研究项目，实际干预特殊儿童1000名以上。在参加了特殊儿童家长培训后，健心海咨询机构依托国际沙盘心理技术应用研究院的专业力量提供渐进式的个人成长和专业督导服务，不断为学员的个人成长和沙盘心理技术的应用和研究工作提供最贴心、及时、有效的帮助。

三、讲师团队

略。

四、报名条件

有下列条件之一者，均可报名。

（1）有意愿成长的特殊儿童家长，想更好帮助孩子成长。

（2）被此类特殊儿童遭遇的困境所困扰的家长。

（3）有意愿将来为特殊儿童家庭服务的社工或志愿者，指导特殊儿童家庭更好地教育特殊孩子。

五、培训内容

以网络课程＋地面课程为主。

1.网络课程内容

序号	课程内容	学时
1	家庭沙盘与特殊儿童家庭治疗的作用	2
2	得知孩子特殊怎么办	2
3	"特殊"儿童特殊在哪里	2
4	沙盘心理技术与特殊儿童	2
5	夫妻沟通与家长的沙盘辅导	2
6	夫妻和谐之道与特殊儿童成长	2
7	特殊儿童沙盘案例分享	2
8	居家沙盘的案例分享	2
9	居家沙盘的督导方式	2
10	居家案例督导	4

2.地面沙盘课程内容

时间		课程与目标
第一单元 情绪释放	第一次	（1）破冰，建团队，分组。 （2）无主题沙盘——释放自己的压力，为压力找一个出口
	第二次	无主题沙盘——认识自己的压力，了解自己压力源，并与它对话

续表

时间		课程与目标
第二单元 互信互助	第一次	主题沙盘——感恩。让爱流动起来，内心因爱而包容
	第二次	主题沙盘——信任。寻找自己身边的信任事例，让自己更感安全
第三单元 寻找自信	第一次	主题沙盘——我的优点。放大自己的优点，使自己更坚持
	第二次	主题沙盘——为我鼓掌。被别人表扬一下，看到不一样的自己
第四单元 自爱才能看 他人	第一次	主题沙盘——"奉献"。送给内在孩子的礼物，满足它激发动力
	第二次	主题沙盘——美好的记忆。寻找曾经自豪的一件事
第五单元 学会沟通	第一次	主题沙盘——接纳。在家庭中学会如何接纳孩子及他人
	第二次	主题沙盘——你说我听。学会在与家人的沟通中的倾听
第六单元 学会陪伴	第一次	居家沙盘陪伴指导
	第二次	居家沙盘督导

（国际沙盘心理技术应用研究院

大连健心海咨询有限公司）

 案例21 初中生15种积极心理品质的沙盘
课程方案/李鑫蕾、邹萍

［目标］通过14次的工作，调动中学生优秀品质，使他们更好的面对人际与学习。课前用积极心理品质量表测试，课程之后再进行一次测试。

［时间］课程14周，28学时

序号	积极心理品质	主题	操作
1	思维与观察力	自我觉察	三个沙具表达自己的心理品质，并讲其中一件沙具和自己的故事
2	求知力	爱丽丝的兔子	用沙具表达一件最能体现你的求知欲的事件，可以是热爱学习的，也可以是对事物充满好奇心的
3	真诚	暖心爆棚	为自己和小组内的每位成员各选取一件沙具表达你认为她所具有的一项积极心理品质

序号	积极心理品质	主题	操作
4	执着	我相信	播放歌曲《我相信》，回想并表达一件你关于执着的故事
5	爱	献礼父/母亲节	回想与父母间的温情故事，用沙具表达并分享给大家
6	友善	传达善意	用沙具讲一个你将善意传达给他人的故事
7	领导力	今天我做庄	选出一位庄家，由他来制定游戏规则
8	宽容	宽容的美德	讲一件与"宽容"品质相关的故事，可以是和自己相关的，也可以是他人的
9	心灵触动（感恩）	感恩的心	用沙具表达你最想感谢的人以及原因或你与他的故事
10	信念与希望	压力应对	描述你最近的一个压力事件，你的感受如何；改动沙盘，告诉大家你是如何应对压力或你准备如何应对
11	谦虚	自卑与超越	看到自己的不足之处，并想办法来超越自己
12	幽默	戏说自己	把自己的缺点用戏说的方式来表达
13	持重	信赖	回想自己做的最值得信赖的一件事
14	创造力、合作力、心灵触动（审美）、思维与观察力	沙盘创意大赛	团队共同创作一幅沙画，主题任选，并要进行评比，选出最有创意奖、最佳主题奖、最佳画面奖、最佳团队奖、最佳解说奖

规则：（1）1节或2节：1节课组内分享，2节课组间分享；规定了2节课时的应尽量遵守；（2）小组不固定小组长，所有成员要轮流坐庄，成为小组的领导者。

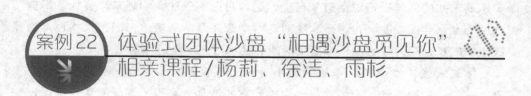

案例22　体验式团体沙盘"相遇沙盘觅见你"
相亲课程/杨莉、徐洁、雨杉

［课程意义］现代都市生活节奏加快，人们生存压力加大，青年人的业余生活单调，常常被手机、电脑等占据，缺乏现实的人际交往和接触，导致了强烈的封闭感和孤独感，缺少友情和爱情的滋养，对爱情与婚姻的内涵认识不清，通过体验式沙盘心理技术，引导参与者认识爱的真谛，辨别爱的区别，练习爱的存款。

[课程目标]（1）初步掌握了解自己，了解对方的有效方法，提高对自我的认识；（2）提高沟通交往能力，增进对他人的了解；（3）树立正确的婚恋观，把握每一个机会；（4）掌握协调内在与外在、精神与物质的方法，促进人格发展；（5）初步理清爱的真实需要，做好幸福生活的准备。

[课程形式]体验式团体沙盘心理技术，4～6人一个沙盘小组。共进行六次（六周，每周一次）活动。

[课程内容]

第一次：我最棒

目标：初步了解，建立起初步的安全感。通过主题沙盘真正了解自己，在加强沟通训练的同时，增加自信

（一）主持人：介绍培训师；介绍活动流程；建立微信群；告知活动纪律与安排等。

（二）热身分组（略）

（三）介绍体验式团体沙盘与相亲的意义（10分钟）

想必大家都希望找一个理想中伴侣，所以都聚集在这里。找一个称心的对象，这既有客观原因，而最重要的是主观原因。婚姻幸福的最重要的基础，就是两个人都能够正确的认识自己，掌握良好的沟通方式，成长发展我们的优秀品格（决定两个人长久的是性格）。要进行认识自己，学会沟通，发展人格，一个非常好的工具就是今天大家看到了沙盘心理技术（有效恋爱与婚姻的条件）。

在小组成员相互给予的保护与支持中，通过把沙盘、沙子、水及沙具等进行意象的创建，使我们一次又一次把心灵内容呈现出来，让我们自己跟自己心灵深处未知的内容进行对话有了可能，这种对话不仅让我们越来越多的了解自己内心最真实的需要，也在一次次对话中学会了倾听与表达，同时人格也得到极大的成长，成为今后快乐幸福生活的心理基石（沙盘的作用）。

体验式团体沙盘的工作原则是不分析、不解释、不评价、不判断、重感受、重陪伴、重成长。因为，每一次你所拿的沙具或呈现的沙画都是你经历过的生活剪影与片断，你自己的感受最重要，"自己的故事自己来讲"，任何人的评价与感受都是他自己的。我们在整个沙盘过程中，认识倾听，默默欣赏，积极陪伴就是最好的同伴支持（沙盘工作时的态度）。

（四）介绍沙盘工作设置

为了让大家更快认识与熟悉，我们采取每次都分组，6人一个沙盘小组。一共八次活动，每周一次。我们在组内决定一个接下来沙盘游戏的顺序，1、2、3、4……

（五）摸沙（如果热身与团建占用时间较多，摸沙可以在第一次省略）（8分钟左右）

1.摸沙体验指导语（参考）：略

2.组内分享摸沙感受（5分钟左右）

（六）主题：我最棒

具体操作：

1.培训师：请大家默默地想想自己有哪些优点，时间的关系，我们今天只想三条，并把这三条排排序，每一条都要有一个真实的故事来说明。如我自己的第一条优点是"坚持"，我如果想做一件事，会坚持下去的。有一次～～～

我给大家2分钟时间，请默默地想一想，排出三个优点。

（2分钟后）请大家听我说到"开始"，我们再起身。一会儿我们到沙架前面选出能代表你这三个优点的沙具的1～3个，回到小组后就在沙盘里呈现（摆放），自己想怎么摆放就怎么摆放。小组成员都回来后，由小组决定的顺序来分享你的优点及你的故事。现在开始。

2.组内分享：请小组按顺序分享，在分享时，请大家"不要分析别人的沙具，不替别人解释他的沙具，不通过别人的沙具判断他，不拿别人的沙具来评价他"，要秉承欣赏的、尊重的态度听别人来说，特别是自己在说的时候，别人尊重、欣赏你的时候，你的感觉怎么样？现在请在小组开始。

3.调整：小组分享结束后，由小组第一个顺序人决定看看小组的沙画是否要调整，可以跟小组成员商量一下。调整后，请大家站起来从四个边四个角看看，给这个画面取一个主题名称。

4.组间分享

我们进行组间分享，我先说一下规则：每一个小组成员都有讲小组故事的机会，讲解时以第一人称单数来讲你们的主题故事。讲故事的小组成员先做自我介绍，姓名、年龄、工作单位至少三个信息不能省略，小组轮流为：

第一次轮动，1号来分享，其他成员到下一个组。

第二次轮动，组里的2号组员回到自己组来分享，1号跟随小组成员到下一组。

第三次轮动，组里的3号组员回到自己组来分享，2号跟随小组成员到下一组。

第四次轮动，组里的4号组员回到自己组来分享，3号跟随小组成员到下一组。

第五次轮动，组里的5号组员回到自己组来分享，4号跟随小组成员到下一组。

第六次轮动，组里的6号组员回到自己组来分享，5号跟随小组成员到下一组。

5. 全部回到小组后，组内分享轮流听故事的感受

6. 小组内再分享今天活动感受

7. 请出小组代表来分享小组集体感受(1号代表)

8. 10分钟时间请在微信上写出你的活动感受

9. 小组可以合影

10. 拍沙画，拆除沙画

（七）作业：每天在睡前想一想今天所做的三件值得赞美的事

（八）宣誓—结束课程

第二次　童年趣事

目标：敞开心扉，寻找快乐的原动力，更多地了解彼此。

第三次　慧眼识才

目标：学会用欣赏的眼光看待他人，学会用阳光的心态看世界，并以此感受人世间的美好。

第四次　感恩

目标：呈现自己的价值观，更加理性的感受自己的生活琐事，增加自己的点滴幸福感，扩大自己对生活满足感。以此感恩每一个给过自己爱的人。

第五次　最棒的他（她）

目标：把未来自己的需要及择偶标准更加意识化，以便有更清晰的意义准备。

第六次　我的恋爱愿望

目标：对于未来的恋爱愿望通过沙盘来呈现更加清晰，并当明确自己的真实需要后，就会为自己的愿望而努力。生活就更有动力。

第七次　我的家庭愿望

目标：对于未来的家庭愿望通过沙盘来呈现更加清晰，并当明确自己的真实需要后，就会为自己的愿望而努力。生活就更有动力。

第八次　我的未来生活愿望

（国际沙盘心理技术应用研究院
大连心点通文化传播有限公司）

案例23 大学生恋爱成长与婚姻指导系列课程

中国目前的离婚率从20年前的0.7%到现在的5%，有的城市离结率达50%。据不完全统计，目前全国22～35岁人群（70、80、90后）已经成为离婚主力军。恩格斯说，任何维系"死亡婚姻"的做法都是有悖人性的不道德行为。从这个意义上讲，一个社会越进步、开放、民主，给予离婚的宽容就越多。但是，离婚毕竟会个人心理及社会社会带来许多问题。我们教育工作者要做的就是如何避免"死亡婚姻"的产生，减少因恋爱与婚姻带来的心理冲突及社会问题。

观念决定态度，态度决定行为。深度心理学认为，恋爱观不仅受人类集体观念的影响，也受地域文化的影响，更受个人成长过程中所经历的个体事件的影响。心理是一切观念的本源，"吾性自足，不假外求"。降低离婚率的最重要的办法就是在婚前进行两性心理干预，使处于恋爱年龄阶段的每一个人认清自己，了解自己最真实的需求，并不断提高自己，为恋爱与结婚做好充分的心理准备及观念准备。

大学时代，年龄、时间、接受度都是进行恋爱成长与婚姻指导最佳时期，我们利用线上理论课程与线下沙盘实践辅导课程结合，让学生们真正掌握恋爱与婚姻的真谛，不仅提高了他们将来的幸福度，也减少因婚姻问题带来的社会问题。

第一部分 体验式团体沙盘心理技术简介

一、体验式团体沙盘心理技术是什么？（略）

二、学习体验式团体沙盘对恋爱成长与婚姻的意义？

即将选择恋爱的你：

1.更多的了解自己，知道自己最真实的需要。

2.通过"游戏"让"心"有能量，吸引力法则就会显现！

3.通过恋爱观的树立，娶对嫁好，拥有一生幸福。

4.从心到外都具有吸引力。

已经恋爱中的你：

1.在了解自己的基础上，清晰了"爱"的需要。

2.学习实用的沟通技巧，使恋爱中两人更能有效的沟通。

3.通过在不断的"游戏"中，明确自己未来生活场景，并成为一种心灵力量及生活目标。

4.练就胸怀，准备接纳来自另一半更多的你不知道的言行及其背后的意义，练就经营幸福能力。

5.了解与掌握身体保养知识，保护自己也是保护未来。

即将结婚或成为家长的你：

1.明确自己的家庭角色与职业角色之间的关系，并掌握协调这些关系的方法。

2.掌握与家人沟通的方法，促进夫妻之间、亲子之间的沟通与交流，进而促进家庭关系的融洽。

3.掌握爱情保鲜的方法，把握幸福之道。

4.明确成长方向，与孩子一起成长，使家庭成为个人成功的助推器。

即将工作的你：

1.经过数次的地面训练，你将充满自信地走入人生的一个又一个环境中，无所畏惧。

2.无论面对什么样的人际环境，你能做有效的沟通。

3.你将很快地确立人际目标，并为之努力。

4.你能勇敢地面对来自工作与生活的所有压力，很快的调整自己的情绪，不断向你的人生目标迈进。

第二部分　大学生恋爱成长与婚姻经营指导系列课程

一、恋爱成长与指导（基础班）

（一）"恋爱成长与指导"线上理论课程（8学时）

线上我们选派优秀的、具有分析心理学基础的婚恋教授，分别从自己的专业研究方向为大学生们进行恋爱观的讲解，每一个小节20分钟，以便让参与课程的学生系统了解自己，正确认识恋爱观。

1.分析心理学的两性关系理论

（1）认识自己（20分钟）

（2）影响两性关系的"爱情结"（20分钟）

（3）影响两性关系的"钱、性的情结"（20分钟）

（4）影响两性关系的"阴影"（20分钟）

（5）主人格与恋爱、婚姻幸福（20分钟）

（6）两性对婚姻家庭的期盼和承诺（20分钟）

2.发展心理学视角的恋爱婚姻心理

（1）恋爱心理特征及调适（20分钟）

（2）婚姻心理特征及调适（20分钟）

（3）幸福婚姻下的亲子关系（20分钟）

3.生物医学视角的两性关系及影响

（1）爱——多巴胺及其动力（20分钟）

（2）流产对身心的影响（20分钟）

（3）失败婚姻对身心的影响（20分钟）

4.形象学视角的两性吸引及影响

（1）外在美、内在美与恋爱婚姻（20分钟）

（2）服饰色彩美及方法（20分钟）

（3）服饰搭配美及方法（20分钟）

（4）仪态美及方法（20分钟）

（5）仪容美及方法（20分钟）

（二）"恋爱成长与指导"线下沙盘实践辅导课程（12学时）

（每一个小节50分钟，由上述四位专家带领，由多位助手参与辅导）

线下我们主要利用团体沙盘心理技术对大学生进行自我认识，提高对自己两性关系的认识，并通过形象指导，达到身心合一的目的。

课程形式：5～6人一个沙盘团体小组，100人可以同时进行团体沙盘体验。

部分	课程内容	达到目标
第一单元：团体沙盘情境下的加强主人格稳定	沙盘主题："我最棒"	通过一系列沙盘操作，让每一个参与者正确的认识自己、修正自己，加强优秀品质（主人格），扩大意识容器，以便有更大的心胸看待恋爱婚姻中的问题，从而更具有包容、温暖他人之心。
	沙盘主题："我骄傲"	
	沙盘主题："感动我心"	
	沙盘主题："温暖我心"	
第二单元：团体沙盘情境下的听听自己内在的声音	沙盘主题：送给自己内在孩子的礼物	通过一系列团体沙盘操作，了解一下自己最真实的恋爱观及恋爱需求，并满足自己的无意识需求，达到身心合一。
	沙盘主题：幸福梦想	
	沙盘主题：曾经的"爱"	
	沙盘主题：送给另一半的礼物	

沙盘师实践与成长

部分	课程内容	达到目标
第三单元：团体沙盘情境下影响婚恋关系的两个重要"情结"的感受与处理	沙盘操作：钱的意识的最初形成	通过此部分的操作，清晰了解我们无意识中"性与钱"情结的影响，并能在恋爱与婚姻中减少被这些情结的控制，多一些理性。
	沙盘操作：性的意识的最初形成	
	沙盘操作："钱"情结的测量与处理	
	沙盘操作："性"情结的测量与处理	

（三）"恋爱成长与指导"线下形象辅导课程（4学时）

通过以下现场指导，使理论得到具体的体现与掌握，能够在形象方面得到实际的、个性化的指导。

课程形式：100人可以同时进行现场演示与指导。

（1）服饰色彩的现场指导（50分钟）

（2）服饰搭配的现场指导（50分钟）

（3）日妆、新婚妆的现场指导（50分钟）

（4）优雅仪态的现场指导（50分钟）

二、婚姻经营指导（提高班）

这部分内容也是进阶课程，可以作为想走入婚姻殿堂的恋爱对象共同学习的课程。经过培训后，就有了做好老公、好老婆的能力，也有了做智慧父母的能力，幸福将伴随终生。

（一）"婚姻经营指导"线上课程

线上我们选派优秀的、具有分析心理学基础的婚恋教授，分别从自己的专业研究方向为大学生们进行婚姻家庭经营的，每一个小节60分钟，以便让参与课程的学生系统学习如何经营婚姻，如何养育子女，有一个幸福、美满的未来。

（1）好老公好老婆、好妈妈好爸爸心理特质（60分钟）

（2）智慧父母的心理特质与家庭幸福（60分钟）

（3）智慧父母的养成方法与成长（60分钟）

（4）0～6岁儿童心理与建立良好的亲子关系方法（60分钟）

（5）儿童心理异常与早期心理干预（60分钟）

（6）终身心理保健、精神保健与身体保健（60分钟）

（二）"婚姻经营指导"沙盘体验线下课程

单元	主题内容	目标
第一单元：团体沙盘情境下两性对婚姻家庭的期盼和承诺	沙盘操作：男、女性对婚姻家庭的期盼 沙盘操作：男、女性对婚姻家庭的承诺	通过此部分的体验与操作，让每一个参与者把自己对婚姻的期盼与对婚姻家庭的承诺呈现出来，并与之沟通与对话，更加了解自己，并进一步意识化。
第二单元：团体沙盘情境下模范夫妻重要心理特质呈现	主题：欣赏 主题：理解 主题：包容 主题：责任	通过此部分的体验与操作，让每一个年轻人更进一步强化自己作为好夫妻的心理特质。夫妻感情会保持恒定。
第三单元：团体沙盘情境下智慧父母重要心理特质呈现	主题：陪伴 主题：接纳 主题：奉献 主题：支持	在养育孩子之前，接受智慧父母的培训，对于每一个家庭都是必要的，这样会减少对孩子的伤害，幸福将萦绕家庭。

（三）"婚姻经营指导"形象设计线下课程

1. 不同场合的形象表现
2. 言传身教、潜移默化的形象指导

国际沙盘心理技术应用研究院·健心海团队

案例24　大学生·生存之道——职业生涯规划团体沙盘系列课程

独生子女、考试、扩招、社会岗位等，使大学生就业、创业成为一个非常大的难题。而影响就业、创业的不仅是专业与技术本身，拼的更多的是人格与心态（心力量）。设计此系列课程，旨在训练学生具有良好的就业、创业心态，并完善人格，使之具有就业、创业的"心力量"，以减少社会压力。

一、体验式团体沙盘心理技术简介

略。

二、系统课程

（一）第一阶段：大学生·生存之道——体验式团体沙盘心力量课程

1.线上课程

通过理论讲解，让每一个大学生了解生命的意义，理解压力、压力及状态，了解与掌握一些解压方法。

每一个小节50分钟，共计5小时。

（1）个人先天优势与职业选择

（2）分析心理学视角下的压力、沟通与人际关系

（3）发展心理学视角下的压力及解决

（4）医学心理学视角下的压力及影响

（5）形象表演学视角下的压力与成功

（6）终身学习观下的职业选择与个人发展

2.线下课程

通过线下的体验式团体沙盘心理技术训练，让每一个学生树立自信，加强优秀品质，能足够好的准备迎接来自于社会大熔炉的各种考验。

（1）优势测试

① 职业生涯彩虹图

② MBTI和霍兰德职业测试

（2）体验式团体沙盘系统课程

单元	课程内容		目标
优势分析与测试	优势是天生的，我们通过测试，可以找到每一个学生的职业趋向		
第一单元：自信心提升	1	我们棒棒的	通过此环节的训练，让每一个参与者真正的了解自己的优势与优点，找到自己最深层的动力，为今后就业与创业奠定一个良好的心理基础。
	2	最骄傲的事	
	3	自卑与超越	
第二单元：就业与创业的优秀品质	1	感恩	就业与创业需要我们主人格稳定，我们通过体验式团体沙盘心理技术情境，让每一个参与者调动他内在积极力量，更加意识化，成为他日后工作与创业的源动力。
	2	坚持	
	3	创造	
	4	诚信	
	5	包容	
	6	自信	

单元		课程内容	目标
第三单元：沟通能力	1	换位思考	就业与创业面对的是更加复杂的人际关系，有了正确的沟通能力就能解决因人际带来的困惑。
	2	倾听、接纳	
	3	我说你听	
第四单元：明确方向	1	未来愿望	不断明确职业目标与人生目标，并在沙盘工作中了解实现这些目标的途径与愿望
	2	实现愿望	
	3	荆棘与克服	
	4	梦想实现	

（二）第二阶段：大学生·生存之道——体验式团体沙盘心理技术课程

1.学习了体验式团体沙盘技术会有哪些收益？

（1）掌握一门技术，可以应用在心理咨询、学校心理健康、学科教学、企业培训、家庭治疗、就业指导、婚恋指导、监狱在押人员的心理辅导等等。

（2）在掌握技术的同时，让自己进一步提高自己，完善人格发展。

2.课程目标（略）。

3.什么样的可以参加？

（1）心理专业、教育专业、特教专业、幼教专业大学生；

（2）社工专业、社保专业大学生；

（3）医学专业、医保专业大学生；

（4）公安专业的大学生；

（5）一切想成就自己的其他专业的大学生。

特别是心理专业的毕业生，怀揣着许多助人想法入学，而找工作时一次次梦想被泯灭。本科、研究生仅仅是学习心理学的基础理论阶段，而心理咨询工作需要心理学技能。其他相关专业的学生也同样面临着这样问题。多一些技能就多一项生存之道。

4.线上课程

介绍、普及体验式团体沙盘心理技术独特的核心理念、简洁实用的理论、以治愈为唯一目的的体验式团体沙盘技术和技术流程、培训的特色及应用领域和广阔前景。

（1）课程形式：线上讲授，每节60分钟

（2）沙盘课程内容（以实际剪辑为准）

① 沙盘心理技术的历史、内涵与基本理论

② 体验式团体沙盘心理技术的基本设置与基本操作

③ 体验式团体沙盘心理技术的核心理念

④ 体验式团体沙盘心理技术在学校的应用

⑤ 体验式团体沙盘心理技术在医疗、妇幼系统的应用

⑥ 体验式团体沙盘心理技术在企业、社区、公安与司法系统的应用

⑦ 团体体验式沙盘心理技术的意义、设置与操作

⑧ 案例总结及督导成长的意义

5.线下操作体验课程（三天，参考初级沙盘培训内容）

6.课后作业与练习（略）

7.考核评审，认证（略）

国际沙盘心理技术应用研究院

健心海团队

后记

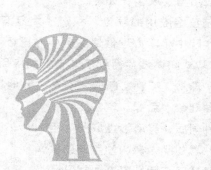

2010年体验式团体沙盘心理技术培训第一次在大连市妇联的邀请下，为大连市妇联婚姻家庭指导站的志愿者进行三期培训，自此刘建新老师多年摸索的沙盘体验式团体教学真正走出校园，向社会各界人士培训迈出了第一步。至今已进行了社会培训近六年，全国50多个城市与地区都有我们的合作伙伴，学员有近6000名学员，他们学习后在各自领域进行了广泛应用。近日还有一些机构及大学要引进体验式团体沙盘心理技术培训与应用。

我们也成立了"健心志愿者团队"，由中国心理学会科普工作委员会主办，由中科博爱与国际沙盘心理技术应用研究院联合承办的"沙盘·健心公益万里行"每年进行大量的公益培训，年平均累计60场。2015年"健心志愿者团队"走进新疆喀什地区，与新疆泰能学校共同完成三年的"心之语"项目。我们也与各地合作机构一起注重培养志愿者，各地志愿者团队也在各自的领域进行沙盘志愿服务，使体验式团体沙盘心理技术有了广泛、深入应用的可能。2016年10月22日在安徽省淮北市实验高级中学，由我们具体承办的"心希望""心理健康科普进校园公益计划——体验式团体沙盘心理技术"活动进百校正式启动，12月16日在北京第十八中学附属实验小学进行了第一场培训。该项活动由中国青少年发展服务中心、中国心理学会心理学普及工作委员会和中科博爱（北京）心理医学研究院（"心教育"平台）主办，中国青少年发展服务中心培训部、共青团系统心理健康辅导员考核认证管理办公室、中科博爱（北京）咨询有限公司、国际沙盘心理技术应用研究院承办，全国多家单位协办，未来三年将在全国百所学校开展心理健康辅导员专业技能系列培训和青少年心理健康辅导系列活动，为更多的中小学校教师送沙盘心理技术，让更多的师生受益。

目前的应用与发展情况如下。

教育系统已经应用的项目，积累了大量案例，取得了相当多的研究成果。大连市教育学院中小学心理健康服务中心已经连续三年召开"沙盘应用经验交流会"，使体验式团体沙盘得到了非常好的应用。长春、青岛、石家庄、临沂、苏州、深圳、珠海、成都、新疆、石家庄等地教育系统的应用也普及起来。

学校心理健康沙盘课

学生各种同质、异质沙盘成长小组

语文课、思想品德课的沙盘辅助教学

教师沙盘减压与团队凝聚力提升

学习能力沙盘综合训练课程

班主任沙盘成长

沙盘班级管理

周末家长学校的家庭亲子沙盘

特殊学生的沙盘个别辅导

中小学生性安全能力的系统培训

中学生的职业生涯心理能力沙盘训练

大学生恋爱、婚姻沙盘辅导

医疗妇幼系统已经有40多家医院与妇幼保健院应用此项目，有了可喜的成就。

孕期沙盘心理胎教

产后抑郁沙盘干预

新妈妈沙盘团体成长

儿童家庭亲子沙盘

特殊儿童沙盘干预

特殊儿童家长学校

女性疑病与重大疾病的沙盘心理干预

更年期女性的沙盘心理干预

生殖沙盘心理干预

心理保健的沙盘培训

癌症病人的心理干预

糖尿病等慢病的心理干预

医护人员沙盘减压与成长

医护人员家属和谐沙盘培训

公安、司法、部队系统的应用也比较普遍，已经积累了大量的个案，值得推广。

看守所在押人员的沙盘团体心理干预

监狱犯人的沙盘团体干预

在押人员家属的沙盘团体干预

戒毒人员的沙盘团体干预

社区矫治人员的沙盘团体干预

公安司法民警的沙盘心理干预

社区周边普法教育的沙盘团体应用

新兵适应的沙盘团体干预

团队凝聚、战斗力的沙盘训练

官兵家属的心理辅导

后记

　　社区家庭的应用更为广泛，大量的个案报告显示，体验式团体沙盘应用于家庭的效果非常显著。

家庭亲子沙盘

和谐夫妻、和谐家庭沙盘

失独等特殊家庭心理沙盘

特殊人群的沙盘心理干预

老年人团体沙盘

相遇沙盘觅见你——相亲沙盘

居家沙盘

社工、社区干部的心理健康

　　企业管理中也大量的应用，成为 EAP 项目中一项重要的内容。

员工减压沙盘培训

员工感恩沙盘培训

团队凝聚力沙盘训练

管理者领导能力沙盘训练

员工家属沙盘心理辅导

个别员工的沙盘心理辅导

　　心理机构中的应用成为一项具有市场潜力的项目，是心理机构或个人创就业的新技术。

同质或异质团体的沙盘心理辅导

学习能力沙盘综合训练

家庭亲子的沙盘团体训练

心智成长的沙盘团体辅导

——

　　我们的初心是将大量的闲置沙盘设备应用起来，让这样一个具有强大的心理治愈功能、易操作的心理技术为中国人的心理健康发挥它应有的功能。因而我们邀请有心理学情怀的各界人士共同合作，将具有中国特色的体验式团体沙盘心理技术广泛、深入、持久的应用，以提高中华民族的心理素质而做出我们一份努力。

参考文献

刘建新，于晶著. 沙盘师训练与成长——体验式团体沙盘心理技术实用教程.
北京：化学工业出版社，2016.